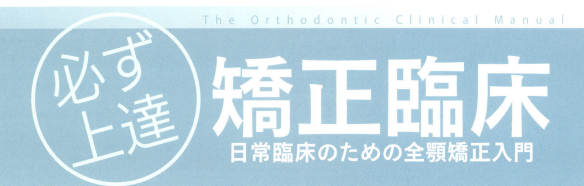

中島　稔博 著

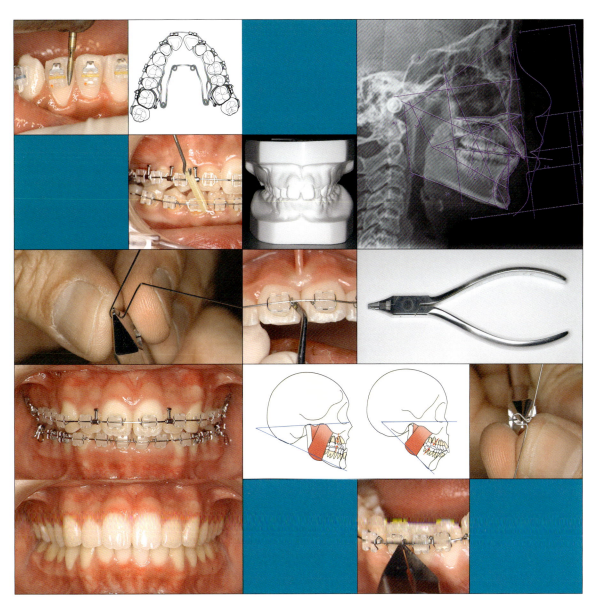

クインテッセンス出版株式会社　2019

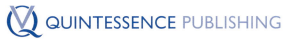

Berlin | Chicago | Tokyo
Barcelona | London | Milan | Mexico City | Moscow | Paris | Prague | Seoul | Warsaw
*Beijing | Istanbul | Sao Paulo | Zagreb*

# はじめに

　矯正治療は，大学や専門医のもとで学ばないと理解や治療ができない，ハードルの高い治療法であると，矯正治療を開始するのに躊躇している先生方も多いと思う．確かに，すべての歯の位置をできる限り理想な位置に移動し，アーチを整え，咬合関係を確立するのは，矯正治療の知識と経験がないと難しいことは周知のとおりである．しかし，日常の臨床においては，傾斜した歯や，ブリッジの平行性の獲得や，清掃性改善のための叢生の改善など，矯正治療が必要な場合が多いのが実情ではないだろうか．さらに，それを超えて，全顎的に歯の移動ができれば，ここがもっと改善できるのに……というような症例に遭遇するのは，珍しいことではないと感じている．

　最初にお断りしなければならないが，筆者は大学に在籍して矯正治療を学んだ，矯正専門医ではない．しかし，幸運なことに，筆者は大学卒業直後より，矯正専門医である，北九州市ご開業の山地正樹先生のもとで勤務させていただく機会をいただき，実践的な本格矯正治療の臨床を学ばせていただいた．開業後もその知識が風化しないようにするために，本格矯正治療のノウハウを開業しても自身の臨床に生かしたと考え，矯正治療に取り組んできた．そういった立場としては，矯正治療を今から取り入れようとお考えの先生方と，スタートラインは同じではないかと考えている．

　そこで，本書では，一般開業医（General practitioner）の先生方に，より日常臨床に身近に矯正治療を取り入れていただくことができるように，本格矯正治療の簡単な診断や，使用する器具の種類とその役割，ワイヤーベンディングなどの実際の基本手技，日常臨床でよく遭遇する補綴前矯正や歯周治療への応用の実際，主に永久歯列の矯正治療で比較的手のつけやすい症例の実際の手順などを5つの CHAPTER に分けて，全顎的な矯正治療の入門編として構成したつもりである．全顎的な矯正治療を臨床の一つの手札として活用することができれば，臨床の幅はさらに広がる．本書が先生方の臨床にお役に立てることを願っている．

2019年1月

中島稔博

# 推薦の辞

　大変素晴らしい臨床家で，本格矯正治療までこなす，中島稔博先生御執筆の矯正治療の書籍がついに上梓された．彼は福岡歯科大学の後輩であり，上田塾で20数年一緒に学んできた仲間でもあるが，本当に頼もしく成長をしてくれたとものだと大変嬉しく思っている．

　全顎的な矯正治療は，一般開業医にとってはハードルが高いと考えられがちであるが，本書では，豊富な写真や解説，臨床例などを交えながら，全顎矯正治療の入門書として非常にわかりやすく簡潔にまとめられている．

　CHAPTER 1「一般開業医としての矯正治療の基礎知識」では，全顎矯正治療の資料収集，診査・診断が簡潔にまとめられており，矯正治療を初めて手掛ける先生にも非常にわかりやすい内容となっている．診査・診断を正確に行うには，彼のように，エックス線写真や口腔内写真など，規格がしっかりとした資料収集にこだわってほしい．

　CHAPTER 2「矯正歯科治療に必要な器具とその特徴」では，基本的なスタンダードエッジワイズ装置から，一般開業医が取り入れやすい，ストレートワイヤーテクニックまで，ブラケットの種類やその特徴，アーチフォームワイヤーからゴムメタルワイヤーなどのワイヤーの種類と使用用途，その他矯正治療に必要最低限の器具やその使用法について詳細に書かれている．

　CHAPTER 3「基本テクニックを身につけよう」では，ブラケットの選択や，基本となる最小限のワイヤーベンデインクなどが，実際の写真などを交えながらわかりやすく解説されている．またこの章では，矯正治療中に起こりうる，頭を悩まされるトラブルと対処法が簡潔にまとめられており，読者にはぜひとも参考にしてほしいものだ．

　CHAPTER 4 の「総合的治療の中の矯正治療の応用」では，われわれが日常臨床で遭遇するような6症例を通して，総合治療での矯正治療の目的や実際の治療手順，使用器具，豊富な口腔内写真で細かく解説されている．ここでは，彼の矯正治療以外の歯周外科処置などにも注目してほしい．

　CHAPTER 5「本格矯正治療にチャレンジしよう」では本格矯正治療の実例と治療手順がイラストを交えて解説されており，これから矯正治療を始めようと考えておられる先生にとって，1冊である程度，本格矯正治療の理論と実際の方法が理解できるように構成されている．

　われわれ一般開業医は，最低限でも補綴前矯正くらいは覚えてほしい．なぜなら治療後の審美的・機能的な完成度がまったく変わり，その後の長期にわたる予知性にも大きく影響してくるからである．

　『必ず上達 矯正臨床』は，読者にとって治療の幅が広がり，さらなるレベルアップにつながる書籍であると確信している．

2019年1月

日本顎咬合学会理事長　上田秀朗

# Contents

はじめに ............................................................................................................ 3

推薦の辞 ............................................................................................................ 4

---

## CHAPTER 1 一般開業医としての矯正治療の基礎知識

1. すべての歯を移動できると臨床の幅が広がる ..................................... 10
   1 症例を選べば一般開業医でも全顎矯正は可能 ................................. 10

2. 矯正治療のための診査項目 ................................................................ 13
   1 診査・診断が第一歩 ........................................................................ 13
   2 矯正治療に必要な資料 .................................................................... 13
   3 診断の実際 ...................................................................................... 15
   4 エックス線写真による診査 .............................................................. 19
   5 セファロ分析の活用 ........................................................................ 20
   6 ポリゴン表を活用する .................................................................... 25
   7 抜歯か？　非抜歯か？ ................................................................... 29
   8 タイポドント咬合器やセットアップモデルの活用 .......................... 31
   9 どこまでが一般開業医でも可能か？ ............................................... 32

   Summary ........................................................................................... 34

---

## CHAPTER 2 矯正歯科治療に必要な器具とその特徴

1. ブラケット ......................................................................................... 36
   1 ブラケットの種類 ............................................................................ 30
   2 ブラケット装置の選択 .................................................................... 36
   3 ブラケットシステムの名称と役割 ................................................... 38
   4 ダイレクトボンディング法に必要な器具 ........................................ 40

*Contents*

## 2．ワイヤー ……42
- **1** ワイヤーの種類 ……42
- **2** ワイヤーのサイズと使用用途 ……42
- **3** ワイヤーの選択 ……43

## 3．プライヤー ……46
- **1** プライヤーの種類 ……46
- **2** ワイヤーベンディングに使用するプライヤー ……46
- **3** その他のプライヤー ……49

## 4．ワイヤーの結紮に用いる器具 ……51
- **1** 結紮器具 ……51
- **2** リガチャータイイングプライヤー ……52
- **3** リガチャーガン ……52

## 5．ワイヤーのカットに用いる器具 ……53
- **1** ピンアンドリガチャーカッター ……53
- **2** セイフティーディスタルエンドカッター ……53

## 6．エラスティック類 ……54
- **1** パワーチェーン（スーパーチェーン） ……54
- **2** エラスティックスレッド（パワーチューブ） ……54
- **3** 顎間ゴム ……55
- **4** オープンコイルスプリング ……55
- **5** テンションゲージ ……56

Summary ……57

---

# CHAPTER 3　基本テクニックを身につけよう

## 1．ブラケットポジション ……60
- **1** ブラケットポジションが治療結果を左右する ……60

## 2. ワイヤーベンディング......65

1 ワイヤーベンディングの知識と技術は不可欠......65
2 ループの使用法とベンディング......66

## 3. 結紮法......74

1 さまざまな結紮法......74
2 ツイストタイトとツイストメイトを用いた結紮法......75
3 コイルスプリングの使用法......75
4 タイイングプライヤーを使用した結紮法......76

## 4. 矯正治療を行う際に起こりやすいトラブル......77

1 トラブルの原因と対策を知る......77
2 フレアーアウト......78
3 ローテーションが取れない......79
4 中心裂溝や切縁の唇頬舌的な位置が合わない......80
5 開咬傾向になる......81

Summary......82

---

CHAPTER
4
# 総合的治療の中の矯正治療の応用

## 1. レベリングを中心とした矯正治療......84

1 難しい手技が必要ない"レベリング"......84
2 何を目的として，矯正治療を総合治療に応用するのかを明確にする......84

## 2. レベリングを行った症例......86

1 歯周病に罹患した下顎前歯のフレアーアウトの改善例......86
2 下顎総義歯安定を目指して下顎歯列弓の改善を行った症例......89
3 傾斜した咬合平面と前歯部審美障害の改善......93
4 反対咬合を改善した症例......97
5 歯周病治療の中での矯正治療......105
6 咬合崩壊に対する歯列弓の改善......111

Summary......118

*Contents*

# CHAPTER 5 本格矯正治療にチャレンジしよう

## 1. 本格矯正治療にとり組む前に ..................................................... 120

**1** まずは診断から ............................................................................. 120

**2** 基本的な治療目標は大臼歯と犬歯の I 級関係の確立と緊密な咬合 ..................... 121

**3** 矯正治療のキーはブラケットポジショニング ............................................. 121

**4** レベリングを急がない ....................................................................... 121

**5** アーチワイヤーのベンディング ............................................................ 123

**6** ファーストオーダーベンド ................................................................. 125

**7** セカンドオーダーベンド ................................................................... 129

**8** サードオーダーベンド ...................................................................... 131

**9** 顎間ゴムについて ........................................................................... 134

## 2. 本格矯正治療の実際 ............................................................... 136

**1** コンベンショナルな矯正治療 ............................................................. 136

**2** Angle II 級 1 類，シザースバイト ......................................................... 140

**3** Angle II 級 2 類 ............................................................................ 153

**4** Angle I 級，反対咬合，上顎側切歯先天性欠如 ........................................ 165

## Summary ..................................................................................... 176

参考文献 ......................................................................................... 177

おわりに ......................................................................................... 179

索引 ............................................................................................. 181

# CHAPTER
# 1

# 一般開業医としての
# 矯正治療の基礎知識

▶矯正治療を始めようとお考えになったとき，何から勉強すれば良いのかわからない先生方も多いと思う．矯正治療の入門としては限局矯正治療（Limited Orthodontic Treatment）がよく取りざたされるが，対合歯との関係のちに補綴が必要になったり，天然歯の切削を余儀なくされる場合も少なくない．全顎矯正治療の利点の一つとして，天然歯の切削を回避できるなどの利点がある．しかし，矯正治療の理論をある程度理解してみると，むしろ限局矯正治療は，一部を除いて，全顎矯正治療の延長上であるという考え方もできるのではないだろうか．そこで CHAPTER1 では，全顎矯正治療に必要な基礎知識について考えてみたい．

# 1 すべての歯を移動できると臨床の幅が広がる

## 1 症例を選べば一般開業医でも全顎矯正は可能

　卒後ある程度，歯科臨床を経験した先生や，開業した先生方は，エンドやペリオなどの基本的な治療から，全顎的な治療をする経験が多くなる時期が必ず来る．その課程で矯正治療を応用したほうがベターな症例に遭遇すると思われるが，まずは1歯の矯正治療，矯正的挺出や，アップライトなどが矯正臨床の入門となるであろう（図1）．そしてさらに踏み込んで，フレアーアウトにともなう，歯間空隙の閉鎖や，下顎前歯の叢生の改善など少数歯の移動にチャレンジされる先生もいらっしゃるであろう．

　その際，この部位の歯のポジションもこうなれば理想的なのだが……というようなケースも当然あると思われる．そう考えると，その範囲にとどまらず，それらと同時に，歯のポジションや歯列弓の改善ができれば，後の補綴もスムーズに行えるだけでなく，患者のセルフプラークコントロールも容易となり，その恩恵は大きい．

　簡単な例として，上顎が総義歯で，下顎前歯の叢生の症例を考えてみたい．このような症例の場合，ただ下顎の叢生のみ改善しても，人工歯配列が下顎の歯列をどうしても反映せざるを得なくなり，上顎の義歯の安定に不安が残ることになる．

　それを改善して，下顎を理想的なアーチに整えることで，上顎の義歯も安定が期待できる（図2）．

　このように，歯列の改善のために，全顎的な移動ができるメリットは大きい．また，簡単な症例であれば，診査を十分に行ったうえで，ブラケットポジションと簡単な本格矯正治療の理論を理解し実行すれば，一般開業医の先生でも全顎的な移動は可能であると考えている（図3）．

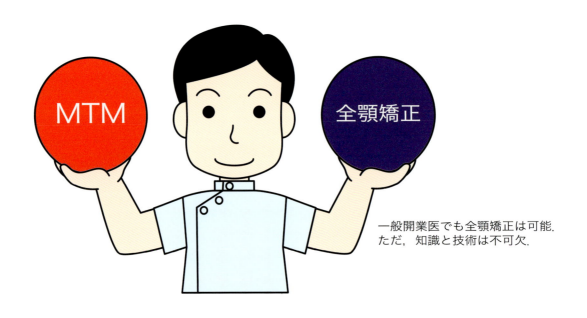

一般開業医でも全顎矯正は可能．ただ，知識と技術は不可欠．

1. 一般開業医としての矯正治療の基礎知識

## ▶▶矯正臨床の入門：1歯の矯正的挺出

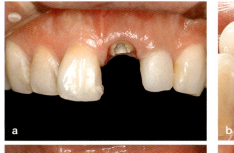
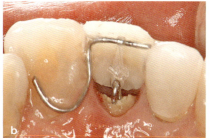
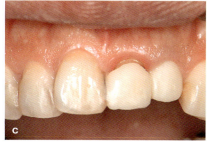
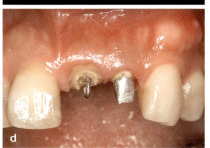
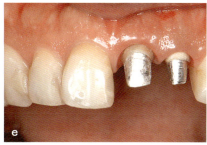
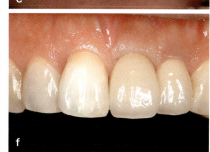

図1 a〜f　矯正的挺出などは日常臨床でもよく遭遇する．矯正治療でも比較的容易で，歯を保存するうえで有効な手段である．

術者：34歳
臨床歴：10年
矯正臨床歴：9年
患者の動的治療期間：1か月

## ▶▶下顎アーチの改善は上顎義歯の安定につながる

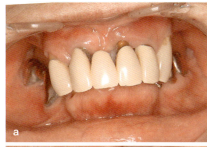
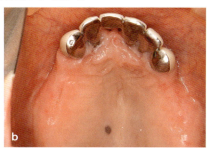
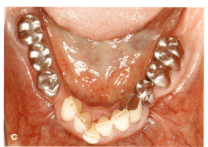
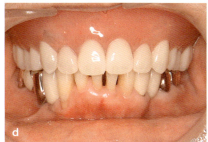
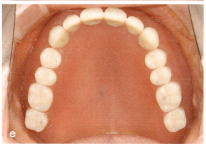
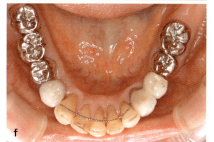

図2 a〜f　上顎の義歯の安定性と，下顎の清掃性を向上するために，下顎のアーチを改善した．上顎の常用は下顎のアーチを反映せざるを得ないため，矯正治療の有用性は大きい．矯正治療のオプションをもつことの重要性がわかる．

術者：41歳
臨床歴：17年
矯正臨床歴：16年
患者の動的治療期間：5か月

詳細はCHAPTER 4，P. 89参照

11

▶▶一般開業医でもここまでできる！！

術者：35歳
臨床歴：12年
矯正臨床歴：11年
患者の動的治療期間：1年6か月

術前

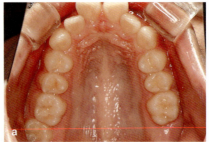

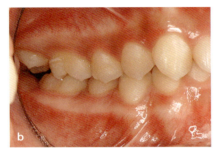 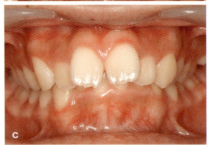 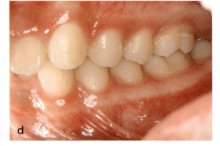

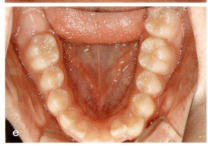

術後

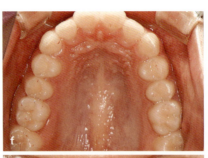

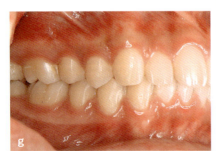 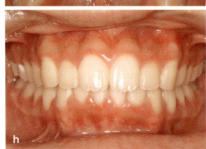 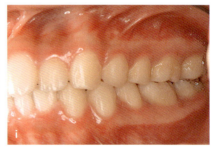

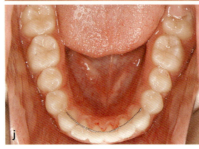

図3 a～j　患者は15歳，男性．上顎前突の治療例．診断をしっかりと行い，症例を見極めて，トレーニングを積み，治療の手順を正確に踏んでいけば，一般歯科医師でも矯正治療を治療のオプションとして活用できるのではないかと考える．

▶一般開業医でもここまでできる！！　　　　　　　　　　　詳細は CHAPTER 5，P. 153参照

# 2 矯正治療のための診査項目

## 1 診査・診断が第一歩

　矯正治療を本格的に学んだ経験のない先生方が，矯正治療を臨床応用したい場合，まずどのような知識を得るべきか迷うところであると思う．どの治療法であれ，新しい分野を勉強するためには，まず，診査と診断を行うことがその第一歩となることはいうまでもない．矯正治療の診査・診断は，他の分野とは少し異なる資料と，その診断のための知識が必要となるため，注意が必要である．診断力を磨くことで，自分でどこまで改善が可能なのか，どのような症例が専門医とのタイアップが必要であるかなどがわかるようになる．

　そこで，まず矯正治療に必要最低限な資料採取と，診断法について述べてみたい．

## 2 矯正治療に必要な資料

　矯正治療に必要な資料はさまざまであるが，まず最低限必要なのは以下の6つの資料である（図4）．これらは本格矯正治療を行う場合に採取する基本的資料であるが，補綴前矯正などにおいても，全顎的な移動を行う際は揃えておきたい資料である．

パノラマエックス線写真
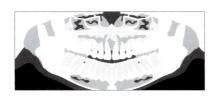

顔貌写真
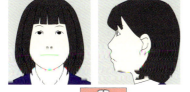

口腔内写真5枚法
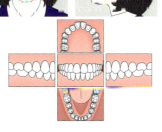

セファログラム
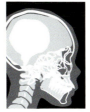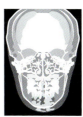

スタディモデル
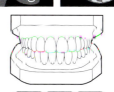

デンタルエックス線写真10枚法
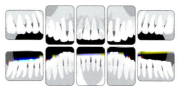

### 矯正治療に必要な資料

- □ パノラマエックス線写真
- □ 頭部エックス線規格写真（セファログラム），左がLA 右がPA
- □ 必要であれば顔貌写真
- □ スタディーモデル（筆者は平行模型を作製している）
- □ 口腔内写真5枚法
- □ 必要であればデンタルエックス線写真10枚法

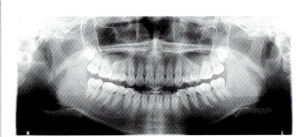

パノラマエックス線写真.

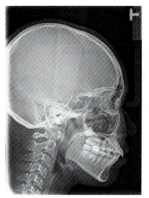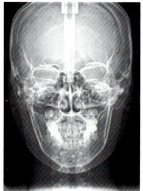

頭部エックス線規格写真（セファログラム：左がLA・右がPA）.

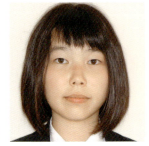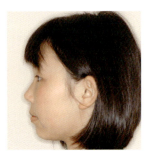

顔貌写真.

スタディーモデル（平行模型）.

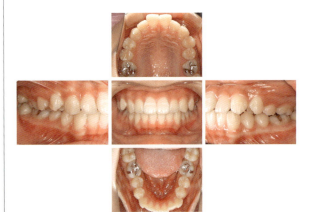

※なお，本症例ではデンタルエックス線写真10枚法は撮影していないが，う蝕や歯周組織の状態を詳細に診査する必要がある場合は必ず撮影を行う．

口腔内写真5枚法.

図4 矯正治療に必要な資料.

# 3 診断の実際

　資料が整ったら，それらをもとに，実際に診断を行う．診査にはエックス線診査，口腔内写真やスタディーモデルによる診査，顔貌写真や，口唇周囲の軟組織の診査などがある．

## 1）口腔内写真診査

　歯の位置異常や咬合関係，歯肉の炎症の度合いや，歯肉退縮，咬合関係の状態などの診査を行う．

　また，欠損の状態，正中の不一致なども併せて診査する．

　エンドや，歯周病，欠損など，不正咬合以外の疾患が存在する場合は，まず総合的な治療計画を立て，その後にどのような矯正治療が必要なのかを考える必要がある（図5，6）．

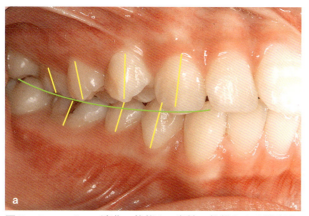 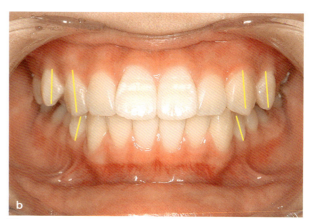

図5 a, b　スピーの湾曲の状態や，歯軸の状態をよく観察する．正面観からも歯の傾斜や咬合平面に対する位置などを診査する．また，成人症例で，歯周病や欠損などがあればそれも同時に診査する．

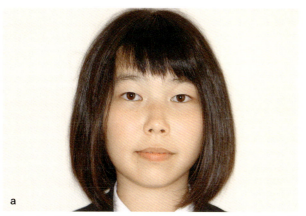 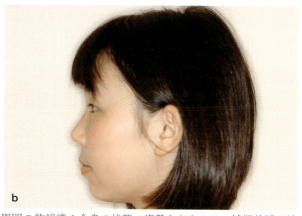

図6 a, b　顔貌写真．必要に応じて撮影する．主に顔貌の形や口腔周囲の軟組織や全身の状態，姿勢などをみる．補綴前矯正治療のような矯正治療ではなく，全顎的にすべての歯をコントロールする場合，必ず撮影して診断することが必要である．また，口唇の状態や，口角の位置や鼻唇溝の状態，顔面の左右対称性なども併せて診査する．

---

**ココがポイント！ POINT　口腔内写真診査＆顔貌写真診査**

口腔内写真診査では全体の歯列弓の形状や叢生，捻転，転位，傾斜，正中線などをよく観察する．また，咬合平面やスピーの湾曲の程度，ガイドなどの診査も同時に行う．とくに正面から観察して歯軸の舌側傾斜の程度は，後のスペース確保や咬合由来のさまざまな症状にかかわる．

## 2）模型診査

臼歯部と犬歯の咬合関係，歯の位置異常，オーバーバイト，オーバージェット量の計測などを行う．スピーの湾曲の状態や，咬合平面の診査も併せて行う．また，アーチフォームの診査も重要である（図7，8）．さらに，歯槽基底部の長径や幅径も診査して利用できるスペースを診断する．

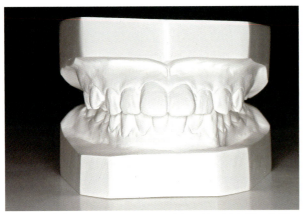

図7a 正面からは，オーバーバイトの量，正中線の位置，歯軸の傾斜の状態，歯槽基底の幅などの診査を行う．

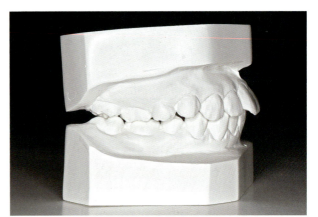

図7b 側方からは，臼歯，および犬歯の咬合関係，スピーの湾曲の状態，オーバージェットの量，歯軸の傾斜などを診査する．

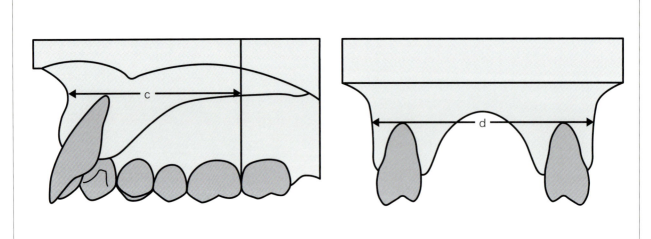

歯槽基底長径（c）：中切歯唇側歯肉の最深点から咬合平面に平行に第一大臼歯遠心までの距離
歯槽基底幅径（d）：頰側歯肉上で両側第一小臼歯根尖部にあたる部分の直線距離

図8 歯槽基底長径と歯槽基底幅径の計測．

### ココがポイント！ POINT　模型診査のポイント

模型診査では，歯の位置だけでなく歯槽基底の幅の診査も，利用できるスペースを診断するのに非常に重要である．そのため，口腔前庭部の印象がきちんと採得できていることが必要である．

## 3）アイデアルアーチフォーム

アイデアルアーチフォーム（以下，アイデアルアーチ）は，唇側にワイヤーを位置付けた時，前歯部は切端を連ねた線，臼歯部の臼歯部の裂溝を連ねた線が揃うように歯が配置されるように形作られている．

アイデアルアーチは上顎と下顎で異なる．具体的には，上顎には側切歯部にインセット，犬歯部には少しカーブの付与されたオフセット，大臼歯部にオフセットが付与される．これらが付与されなければならない理由は，それぞれの歯の切端，あるいは中心裂孔と，唇側あるいは頰側面からの幅が異なるためである．このアーチフォームがなく，ただ単純に唇側に放物線のワイヤーが設置された場合，すべての歯の唇側，頰側面が揃ってしまい，中心裂溝を連ねた線が合わなくなってしまう．

下顎は上顎よりシンプルで，前歯部には，犬歯部のオフセット，大臼歯部にオフセットが付与される．これは上顎中切歯と上顎側切歯の厚みと異なり，下顎同名歯はほとんど厚みに差異がないためであると考えられる．アイデアルアーチを頭に入れておくことにより，歯の捻転や唇側，あるいは舌側転位などの細かい位置の異常を見ることができるだけでなく，補綴治療の際のワックスアップや補綴物試適の際にも役立てることができるため，ぜひ覚えておきたい．図9〜11に実際のアイデアルアーチを示す．

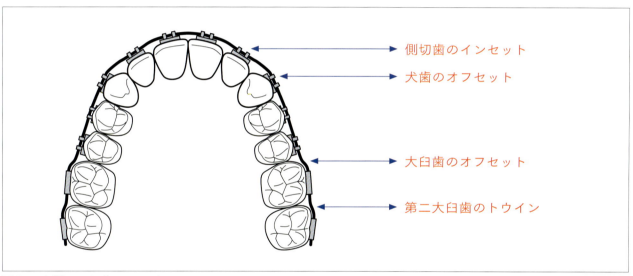

図9a　上顎のアイデアルアーチ．

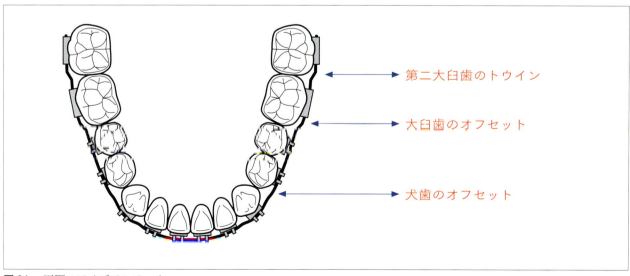

図9b　下顎のアイデアルアーチ．

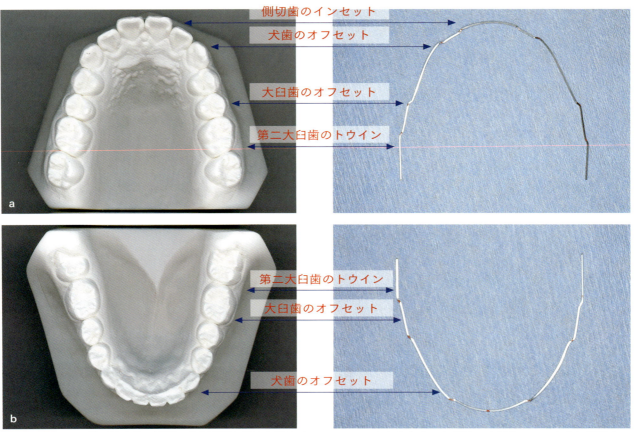

**図10a, b** 図9の矯正治療後の模型．中心裂溝を連ねた線がそろっているのがおわかりいただけると思う．このように配列するためには，アイデアルアーチの形状，つまり，オフセットやインセットによる位置の調整が必要である．

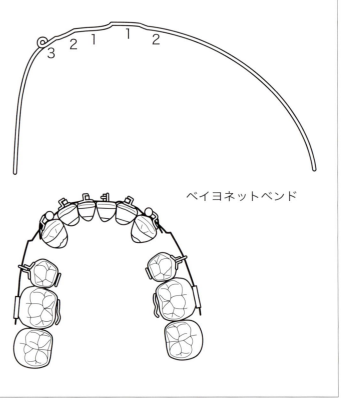

オフセットベンド（Offset bend）

矯正治療で使用されるアーチワイヤーの中に部分的に組み込まれるワイヤーの形態の一つである．一般に唇舌的，あるいは頰舌的方向の屈曲のうち唇側または頰側に出たものをオフセットベンドといい，逆に舌側に出たものをインセットベンドという．オフセットベンドは，捻転歯のオーバーコレクション（ベイヨネットベンド）を行う場合や犬歯，小臼歯，大臼歯の近心（ケイナインオフセット，プレモラーオフセット，モラーオフセット）に組み込まれる．また歯肉側に対し同様の屈曲を与える場合をバーチカルオフセットという．

**図11** オフセットベンドの概念（亀田 晃，2018より引用改変[14]）．

## 4 エックス線写真による診査

パノラマエックス線撮影では，主に歯根の平行性を診査する．これは，歯根の傾斜の程度や，ブラケットを歯に装着する場合にブラケットアンギュレーション（ブラケットの傾き）を決定する際に必要である．また，移動に障害を起こす可能性のある，埋伏歯の有無なども診査する（図12）．

歯の移動を行う場合，歯を支えている周囲組織の状態をよく診査して，問題点をある程度改善したのちに，歯の移動が行われなければならない．たとえば，成人の矯正治療などは，歯槽骨の吸収がどの程度なのか，生物学的幅径の侵襲が引き起こされているか，など状況によって，ブラケットハイトや，装置の力のかけ具合などを判断する必要が出てくる．

正確に歯槽骨の吸収の具合などを知るためには，パノラマエックス線撮影とデンタルエックス線写真10枚法の双方を撮影して，その状態を詳細に診査する必要がある．

デンタルエックス線写真10枚法による診査では，パノラマエックス線撮影では詳細に診査できない，歯槽骨への歯根の植立の程度，歯根の長さ，歯槽骨の吸収の状態などを診査する（図13）．たとえば，健全で骨植堅固な歯と，垂直性骨吸収，水平性骨吸収など，歯周病の要因が存在する歯によって，矯正治療の際のブラケットの位置やワイヤーの力などを変える必要がある．当然のことであるが，歯を移動する前に，根尖病変や，歯周疾患に対する治療など，基本的な治療をしっかり行うことで，それらをあらかじめ改善しておくことが必須となる．

**ココがポイント！ POINT**
**パノラマエックス線の診断**
先天性欠如や，智歯の埋伏の存在の有無，歯根の植立方向などをよく観察．

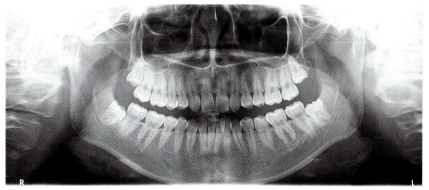

図12　パノラマエックス線写真では主に埋伏歯や，歯根の平行性などを観察する．

**ココがポイント！ POINT**
**デンタルエックス線の診断**
歯槽骨の吸収の程度や水平性か垂直性かなどのタイプをcheck！　また，生物学的幅径の状態などもcheck！

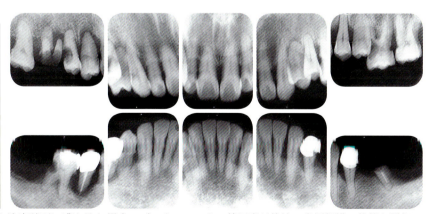

図13　歯周病罹患患者に対して矯正治療を治療計画に盛り込む場合，デンタルエックス線写真10枚法で歯周組織の状態を詳細に観察し，ある程度の歯周病のコントロールができてから，矯正治療の計画を立てるのが基本である．

詳細はCHAPTER 4，P. 111参照

## 5　セファロ分析の活用

　セファロ分析は，一般開業医にとって，ハードルの高いように思われがちではないだろうか？　セファロの分析法はDowns，Ricketts(リケッツ)，Tweed(ツイード)などさまざまな分析法があるが，それをすべて網羅するのはやはり厳しい．しかし，このセファロ分析を活用することで，不正咬合が骨格性なのか歯槽性なのかを容易に判断することができるだけでなく，矯正治療中に，どのような変化が起こりやすいかなどを知ることができるため，全顎的に移動を考える場合，やはりセファロ分析は有効である．セファロをお持ちでない先生方もいると思うが，全顎的な移動を行う場合は，近医や，知り合いの先生でセファロをお持ちの先生に撮影を依頼して，分析を行ってから治療を開始するのがよいと考えている．

　しかし，いざセファロ撮影をしたとしても，それを活用することができてはじめて治療に役立てることができるのは周知のとおりであろう．

　セファロ分析は，以前はセファロとトレーシングペーパーをセロハンテープで固定し，暗い部屋で，シャーカステン用いて，読影しながら点や線を引くなど，分析に一苦労していたが，現在，セファロ分析ソフトが市販され，分析をしたことがない先生方も容易に分析することも可能となってきている(筆者はCOA5，JM Orthoを使用している)．そこで，一般開業医の先生方が，セファロ分析を活用する際に，数ある分析法をすべて理解しなくても，ここだけを押さえておけば活用できるというポイントを解説していきたい(**図14**)．

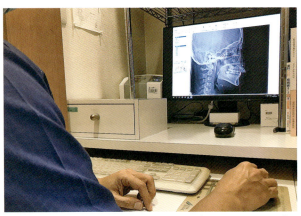

**図14a**　セファロ分析．ソフトによる分析(COA5，JM Ortho)．

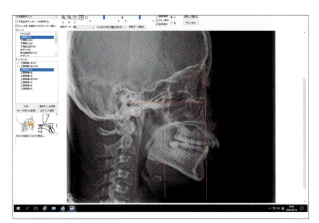

**図14b**　左のウインドウに計測点の位置と注釈が表示されるため，初心者の先生にも容易に分析ができるようになっている．

1. 一般開業医としての矯正治療の基礎知識

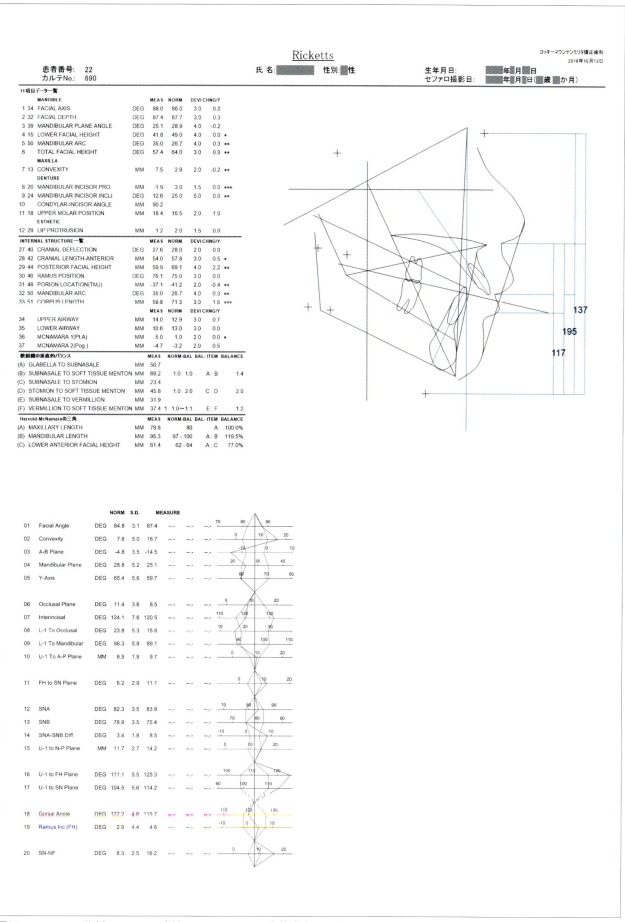

図14c　セファロ分析ソフトの一例(COA5，JM Ortho)基準点を入力することで簡単に分析が可能である．入力するだけでDowns，Ricketts(リケッツ)，Tweed(ツイード)などさまざまな分析結果を得ることができる．

## 1）覚えておきたい基準点と基準平面

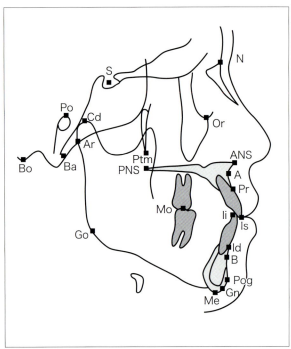

**図15** セファロ分析で覚えておきたい基準点（葛西一貴ほか，2001より引用改変[13]）．

①基準点

- S（セラ）：蝶形骨トルコ鞍の壺状陰影像の中心点．
- N（ナジオン）：鼻骨前頭縫合の最前点．
- Po（ポリオン）：骨外耳道の上縁，イヤーロッドが正確に挿入されているときはイヤーロッドの陰影の最上端点．
- Or（オルビターレ）：眼窩下縁最下点．
- A（A点）：前鼻棘の最先端点と上顎中切歯歯槽突起最前点との間の唇側歯槽骨縁上の最深点．
- B（B点）：下顎中切歯歯槽突起最前点とオトガイ隆起の最突出点（Pog）との間の最深点．
- Me：オトガイの正中断面像の最下点．

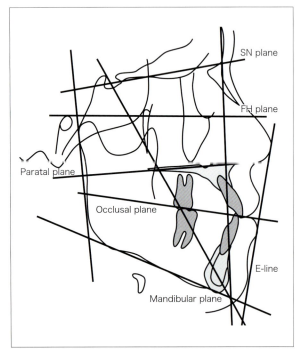

**図16** セファロ分析で覚えておきたい基準平面（宮下邦彦，2009より引用改変[39]）．

②基準平面

- FH（FH plane）平面：Po と Or を結んだ線でできた平面．
- SN（SN plane）平面：S と N を結んだ線でできた平面．
- 下顎下縁平面（Mandibular plane）：Me から下顎下縁に引いた接線．
- 咬合平面（Occlusal plane）：上下顎中切歯先端の中点と上下顎第一大臼歯の咬頭嵌合の中央点を結んだ線．
- E-line：鼻尖とオトガイの再突出点を結んだ線．

## 2）骨格性か歯槽性かの判断

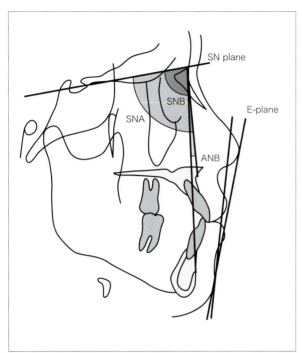

**図17** 骨格的な要素を判断するものには，SNA，SNB，ANB がある（宮下邦彦，2009 より引用改変[39]）．

- SNA：S 点・N 点を結んだ線（SN 平面）と A 点を結んだ線のなす角度．頭蓋に対しての上顎の歯槽突起の位置関係を表す．上顎の骨格的な異常を知ることができる．
- SNB：S 点・N 点を結んだ線（SN 平面）と B 点を結んだ線のなす角度．頭蓋に対しての下顎の歯槽突起の位置関係を表す．下顎の骨格的な異常を知ることができる．
- ANB：N 点・A 点・B 点を結んだ線がなす角度．SNA と SNB の差で，上下顎の前後的な位置を評価できる．角度が＋であれば骨格性上顎前突，－であれば骨格性下顎前突と判定できる．

## 3）歯槽性な要素を判断するもの

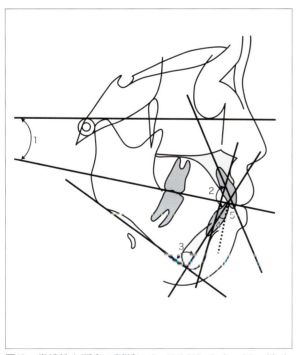

**図18** 歯槽性な要素の判断には，U-1SN，L 1to Mandibular plane(IMPA)，Interincisal angle(Ⅱ) がある（宮下邦彦，2009 より引用改変[39]）．

- U-1SN：SN 平面と上顎中切歯長軸とを結んだ線のなす角度．上顎の傾斜の度合いを判断する．
- L-1 to MP(IMPA)：下顎下縁平面と下顎中切歯長軸とを結んだ線のなす角度．下顎前歯の傾斜の度合いを示す．
- Interincisal angle(Ⅱ)：上下顎中切歯のそれぞれの長軸の交わった角度．

## 4）ツイードの三角

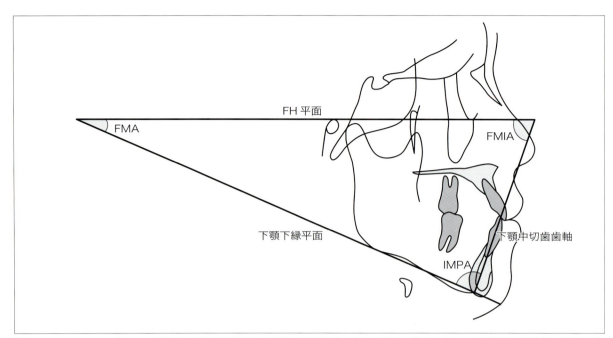

**図19** ツイードの三角，FH平面と下顎下縁平面，下顎中切歯歯軸を結んだ線で構成される三角形（宮下邦彦，2009より引用改変[39]）.

- FMA（下顎下縁平面角）：フランクフルト平面と下顎下縁平面のなす角度．頭蓋に対する下顎下縁の傾斜度を表す．平均値は26±6°ほどであるが，ツイードによれば45°以上の場合，治療の望みがないと言われている．
- FMIA：フランクフルト平面と下顎中切歯歯軸のなす角度．ツイードの抜歯基準の判定に用いる．

## 5）矯正臨床のための現在の学習位置

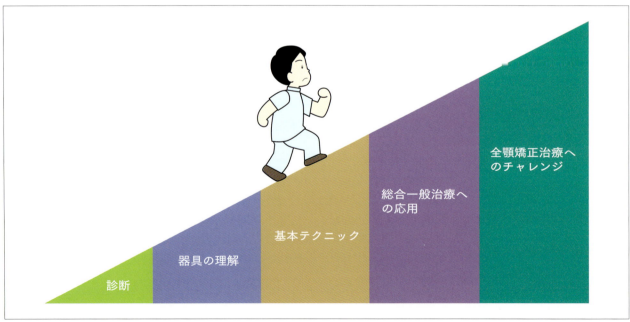

**図20** 矯正臨床のための現在の学習位置.

## 6 ポリゴン表を活用する

セファロ分析にて角度などを計測し，それを診断する際，ポリゴン表を活用すると，視覚的に捉えることができ，診断が非常に容易となる．ここではポリゴン表の見方について解説してみたい．

ポリゴン表は，それぞれの計測値に対しての基準値(Mean)が中央に表記され，その標準偏差(S.D.)を結んだ線により図形が作られている．分析の実測値をポリゴン表の数値記入し，その線をすべて結び，標準偏差の範囲を超えているものが不正がある箇所であることが一目でわかるようになっている．分析ソフトによっては，図のように数値がポリゴン表に反映されたものが表示されるため，点を結び，線を引く手間なしに，それを読み取るだけで，異常な箇所が一目でわかるようになっている(**図21～24**)．

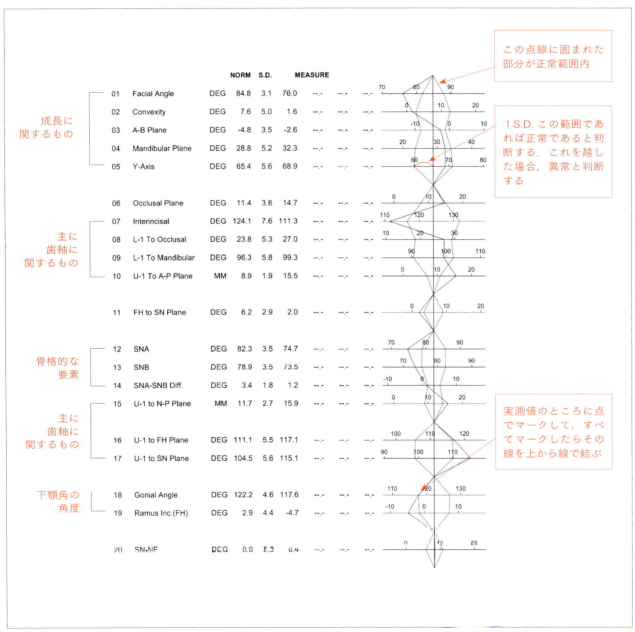

**図21** ポリゴン表の見方．縦線の中央部分の数値がそれぞれの分析の平均値となる．その平均値の1 S.D.(S.D.＝標準偏差)の値を，垂直線に向かって右側を(＋)左側を(－)として記入し，各点を結んでできた図形の内部を正常であるとみなす．この範囲から分析値が出た場合は異常と判断する．

|    |                | | NORM | S.D. | MEASURE | | | |
|----|----------------|-----|-------|------|------|------|------|------|
| 01 | Facial Angle | DEG | 84.8 | 3.1 | --.- | --.- | --.- | --.- |
| 02 | Convexity | DEG | 7.6 | 5.0 | --.- | --.- | --.- | --.- |
| 03 | A-B Plane | DEG | -4.8 | 3.5 | --.- | --.- | --.- | --.- |
| 04 | Mandibular Plane | DEG | 28.8 | 5.2 | --.- | --.- | --.- | --.- |
| 05 | Y-Axis | DEG | 65.4 | 5.6 | --.- | --.- | --.- | --.- |
| 06 | Occlusal Plane | DEG | 11.4 | 3.6 | --.- | --.- | --.- | --.- |
| 07 | Interincisal | DEG | 124.1 | 7.6 | --.- | --.- | --.- | --.- |
| 08 | L-1 To Occlusal | DEG | 23.8 | 5.3 | --.- | --.- | --.- | --.- |
| 09 | L-1 To Mandibular | DEG | 96.3 | 5.8 | --.- | --.- | --.- | --.- |
| 10 | U-1 To A-P Plane | MM | 8.9 | 1.9 | --.- | --.- | --.- | --.- |
| 11 | FH to SN Plane | DEG | 6.2 | 2.9 | --.- | --.- | --.- | --.- |
| 12 | SNA | DEG | 82.3 | 3.5 | --.- | --.- | --.- | --.- |
| 13 | SNB | DEG | 78.9 | 3.5 | --.- | --.- | --.- | --.- |
| 14 | SNA-SNB Diff. | DEG | 3.4 | 1.8 | --.- | --.- | --.- | --.- |
| 15 | U-1 to N-P Plane | MM | 11.7 | 2.7 | --.- | --.- | --.- | --.- |
| 16 | U-1 to FH Plane | DEG | 111.1 | 5.5 | --.- | --.- | --.- | --.- |
| 17 | U-1 to SN Plane | DEG | 104.5 | 5.6 | --.- | --.- | --.- | --.- |
| 18 | Gonial Angle | DEG | 122.2 | 4.6 | --.- | --.- | --.- | --.- |
| 19 | Ramus Inc.(FH) | DEG | 2.9 | 4.4 | --.- | --.- | --.- | --.- |
| 20 | SN-NF | DEG | 8.3 | 2.5 | --.- | --.- | --.- | --.- |

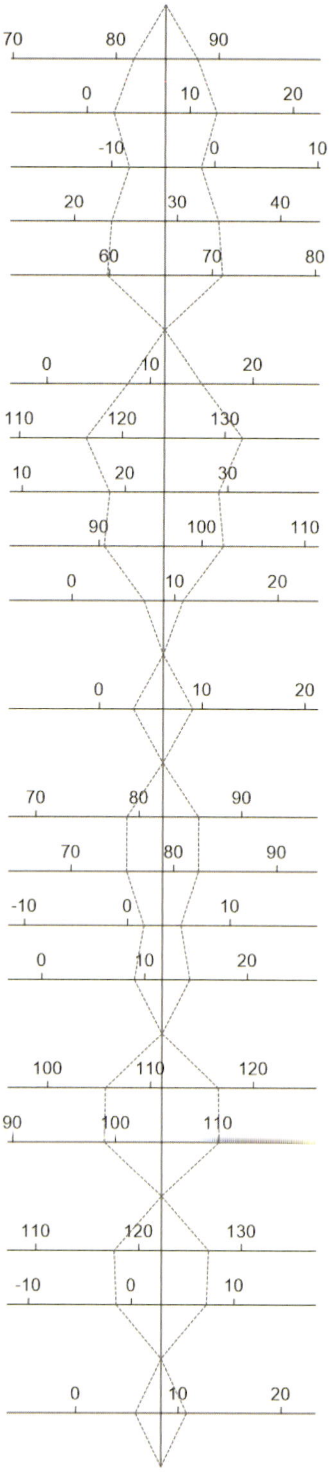

図22　実際のポリゴン表．測定値を記入して上から下に線を結んで実際に利用してください．

1. 一般開業医としての矯正治療の基礎知識

## 覚えておきたい項目

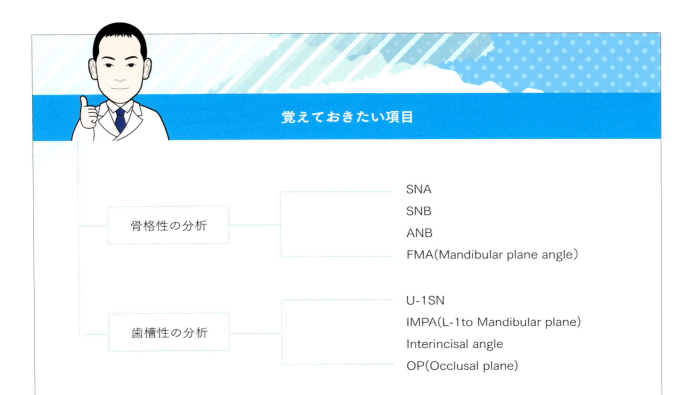

骨格性の分析
- SNA
- SNB
- ANB
- FMA(Mandibular plane angle)

歯槽性の分析
- U-1SN
- IMPA(L-1 to Mandibular plane)
- Interincisal angle
- OP(Occlusal plane)

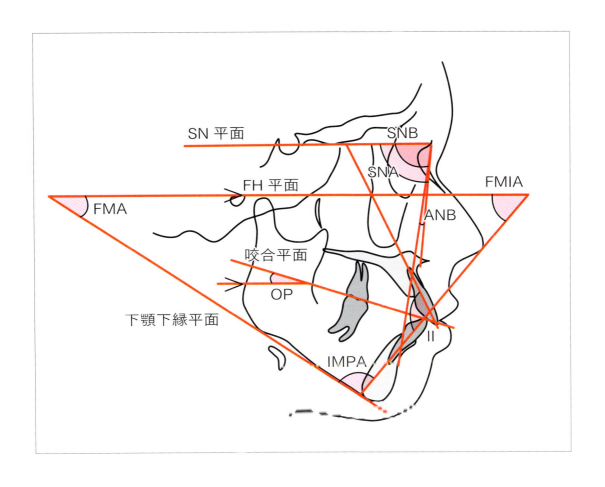

図23 これらの分析項目を押さえておけば，骨格性と歯槽性の不正をおおむね判断することができる(宮下邦彦，2009より引用改変[39])．

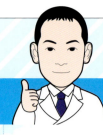

### その他の知っておきたい分析項目

下顔面高(Lower facial height リケッツ分析による). フェイシャルタイプや咬合高径の診断を行うことができる.

前鼻棘(ANS)と下顎体中心部の点(Xi), Pm ポイントの3点がなす角度. 平均値は 48.6±4°.

FMIA(ツイードの三角の一つ)
抜歯基準の判定の際に, セファログラムコレクションの基準となる角度.
日本人は57°を基準として判断する.

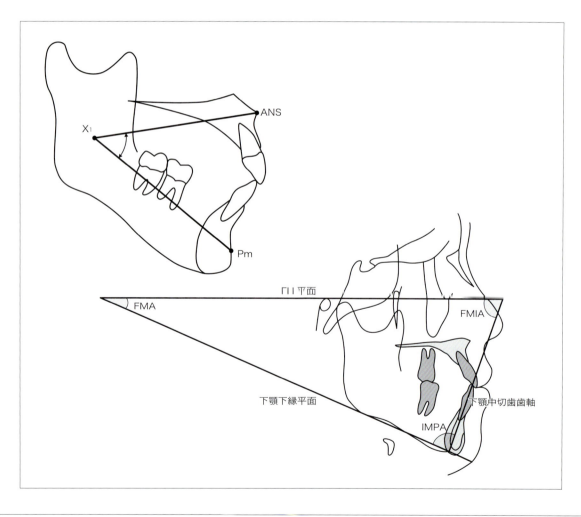

**図24** リケッツ分析における Lower facial height. 前鼻棘(ANS)と下顎体中心部の点(Xi), Pm ポイントを結んだ線のなす角度. フェイシャルタイプの判定や, 咬合再構成の際の咬合高径の基準としても活用できる(宮下邦彦, 2009より引用改変[39]).

# 7　抜歯か？　非抜歯か？

　ツイードは，アーチレングスディスクレパンシーとセファログラムコレクションでトータルディスクレパンシーを算出し，抜歯，非抜歯を判定した．基本的にはこの方法で抜歯，非抜歯の一つの判断基準とするが，現在では，歯列の側方拡大や，臼歯部の整直によるスペースの利用によって，抜歯する症例は減少しつつある傾向にあるため，その要素も加味しながら，ケースバイケースで，抜歯，非抜歯の決定をすると良いのではないかと考えている．筆者の臨床においても，抜歯を行うケースは少なくなっており，患者への事前の説明も必須であるが，レベリングで様子を見ながら，抜歯症例に切り替える場合もある．

　このことを診断するためには，歯列の側方，あるいは前方拡大や，臼歯を整直することなどによりスペースが確保できるか，歯槽基底と歯の位置に距離があるか，などを診査する必要がある．

　ここでは，あくまでも基本的なツイード法による抜歯基準の判定について解説する（図25, 26）．

---

トータルディスクレパンシー＝アーチレングスディスクレパンシー＋セファログラムコレクション
4mm以下なら非抜歯，4mm以上なら抜歯と判定する

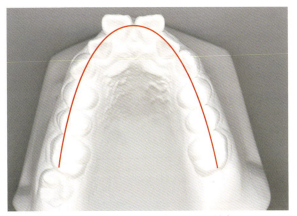
Available arch length の測定

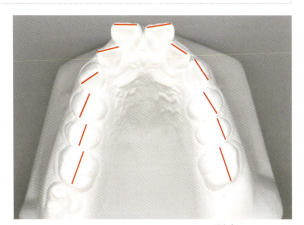
Required arch length の測定

アーチレングスディスクレパンシー
＝利用できる歯槽骨の長さ（Available arch length）－歯冠幅径の総和（Required arch length）

**図25**　アーチレングスディスクレパンシーを算出する方法．

---

### ココがポイント！ POINT　Available arch length の測定

模型上でAvailable arch lengthを計測するが，それは歯の幅径と歯槽堤のおよそ中央部の計測となる．ただ，実際には臼歯部の舌側傾斜を唇側に起こすことにより，かなりの量のAvailable arch lengthを得ることができる場合が多い！！

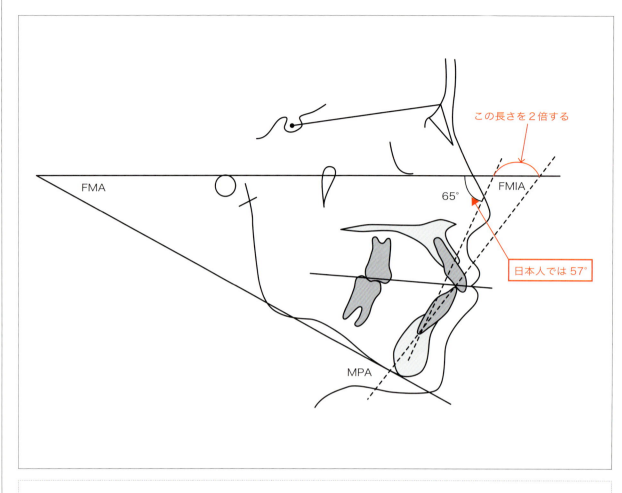

図26 ツイードの三角の作図とツイード法によるセファログラムコレクションによる抜歯, 非抜歯の判定法.

### ココがポイント！ POINT ツイード法による判断基準

ツイードは下顎中切歯の角度（IMPA）を重要視し, FMA65°, IMPA90°があと戻りが少なく安定するとした. FMIAは日本人では57°とされており, これを一つの基準とする. しかし, 現在では臼歯部のアップライトやアーチの拡大で非抜歯となる症例もあるため, さまざまな分析結果から判断すべきである.

## 8 タイポドント咬合器やセットアップモデルの活用

　抜歯か非抜歯かを判定する場合や，叢生などの改善にあたって，前述したツイードの抜歯基準で抜歯と判定されても，臼歯部の舌側傾斜やアーチの側方拡大，もしくは前方拡大によってスペースを確保できるケースも少なくない．そこで，抜歯，非抜歯の判定や，治療ゴールの予測のために，セットアップモデルを作製してみると視覚化されて診断がしやすい．また，タイポドント咬合器を使用して，口腔内の状態を擬似的に再現し，実際に移動してみるのも有効な手段である（図27）．

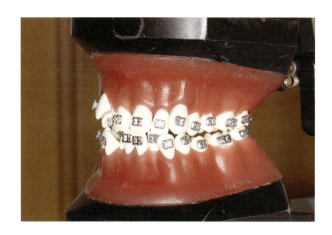

**図27a** タイポドント咬合器（写真は JM Ortho より提供）．さまざまな不正咬合を再現したワックスが市販されており，矯正治療のトレーニングや，術前のシミュレーションができる．

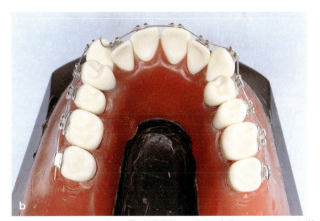
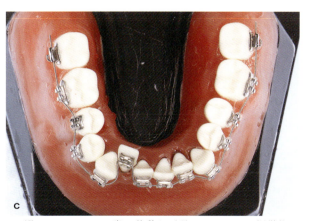

**図27b, c** Angle I級の叢生症例の一例．実際にワイヤーを装着し，お湯につけることで歯の移動を再現できるため，視覚的に治療の過程をみることができ，有効である．

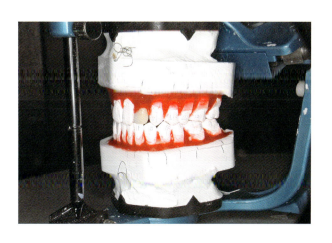

**図27d** セットアップモデルの一例．歯冠部と歯槽基底部付近で模型を分断し，実際に配列してみることで，治療の予測を立てることができる．セットアップモデル作製の際は，必ず咬合器にマウントし，上下の咬合関係を再現しておく必要がある．

## 9　どこまでが一般開業医でも可能か？

　矯正治療に着手する場合，必ずと言っていいほど頭によぎるのが，「この症例は果たして自分で治療してうまくいくのであろうか？」ということではないだろうか．

　一般歯科医が矯正治療を行うための判断基準として非常に重要なことは，なぜ簡単なのか，なぜ難しくなると予測できるのかを理解することであると考える．

　まず難しいものとしては，骨格的な要素における不正が挙げられる．たとえばANB（通常2〜3°）の角度が非常に大きいケースは，成人の矯正治療としては，歯列と顎位の改善だけでは不可能な場合もあり，外科的なアプローチを必要とするケースもあるため，矯正専門医への依頼を考える．

　また，FMAの非常に大きなケース（ハイアングルケース，開咬や，被蓋の浅い反対咬合が多い）では，咬筋の走行が咬合平面に対して斜め方向となり，垂直方向にかかりにくいため，矯正治療時に臼歯が挺出しやすく，開咬傾向がより助長されるため，難しいケースであると言える．

　逆のFMAの小さいケースでは，咬合力が咬合平面に対してより垂直的にかかるため，咬合力が強い場合が多く，バイトが深くなりやすくなったり，AngleⅡ級症例では，Ⅱ級傾向が残りやすくなる傾向がある．

　次にスペース不足の大きい叢生症例が挙げられる．歯列弓の側方拡大や，後方のスペースが確保できるようなケースの場合は，そのスペースを利用することで抜歯を回避することができることも多い．しかし，そのような対応ができない症例や，E-lineに対する口唇の突出感が大きく，審美的に影響のある症例（上下顎前突などが多い）は，抜歯ケースとなることが多く，抜歯スペースの閉鎖のためのメカニクスが必要となったり，ワイヤーによるトルクコントロールなどが必要となるため，ある程度矯正治療の経験を積んで行うのが得策であると考えている（**図28**）．

　続いて，矯正治療を始めようとお考えの先生が，比較的手のつけやすい症例としては**図29**を参照していただきたい．

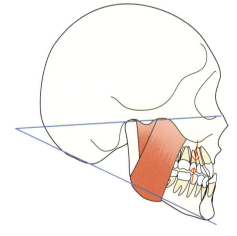
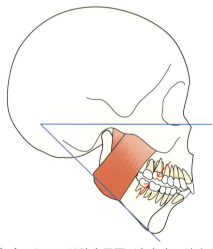

ブラキオフェイシャルタイプ　　　　　　　ドリコフェイシャルタイプ

FMA（−）のケースは咬合平面が水平で咬合力が強くバイトが挙上しにくい．

FMA（＋）のケースは咬合平面が急角度で咬合力が弱く，臼歯が挺出しやすい．

**図28**　FMAの大小による特徴と矯正治療で起こりやすい事項．FMAの小さい症例では，咬合平面が水平に近く，咬筋の走行も垂直的であるため，咬合力が強い傾向にあり，被蓋の深い症例などは，バイトが挙上しにくくオーバーバイトが残りやすい傾向にある．FMAの大きい症例では，咬筋の走行が斜めであるため，咬合力が垂直的にかかりにくく，咬合力が弱い傾向になり，矯正治療中に開咬傾向が悪化することがあるため被蓋の浅い場合などは，難症例となりやすい．

# 1. 一般開業医としての矯正治療の基礎知識

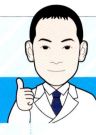

矯正治療を始めようとお考えの先生が，比較的手のつけやすい症例としては，

①軽度の叢生や，補綴処置を前提とした，レベリング中心の矯正治療．

②歯周病治療や，咬合再構成を行う際の歯のポジションや，歯槽骨レベルの改善．

③骨格的な不正の少ない，スペース不足の少ない（片側−2mm程度）叢生症例．

④オーバージェットの度合いが少ない，FMAが標準値に近いか，もしくは小さいAngle Ⅲ級の反対咬合．

⑤臼歯部の舌側傾斜が大きく，歯槽基底からの長さが存在し，側方拡大で，ボーンハウジングから出ることなく，そのスペースを利用できる狭窄歯列弓の症例．

⑥顎間ゴムの使用など，治療に協力的な患者．

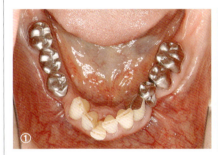
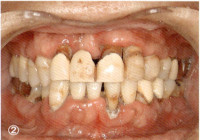
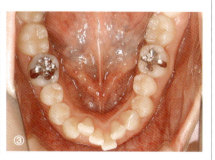
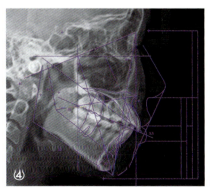
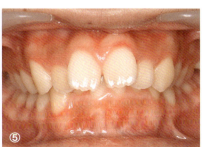
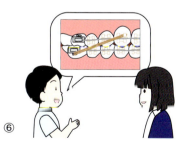

図29　矯正治療を始めようとお考えの先生が，比較的手のつけやすい症例．

# Summary

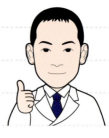

- 模型診査では，アーチレングスディスクレパンシーを参考にするとともに，歯槽基底部の幅や歯軸の傾斜などをよく観察する．

- アイデアルアーチの考え方をよく理解することで，口腔内全体をみることができるようになり，矯正治療だけでなく，補綴治療など，日常臨床にもその考え方を応用できる．

- セファロ分析は，骨格的な不正や頭蓋に対する位置関係，フェイシャルタイプなどさまざまな詳細な診断ができるため，そのメリットは大きい．導入が難しければ依頼してでも撮影するのがベスト．

- スペースの不足などの診断が難しい場合は，セットアップモデルや，タイポドント咬合器を有効に利用することで，移動前にシミュレーションをしておくと安心．

- 本書では触れていないが，矯正治療の分析には，他に Bolton の模型分析や Tooth size ratio などもある．それらも参考に分析を行うこともある．

# CHAPTER

# 2

# 矯正歯科治療に必要な
# 器具とその特徴

▶矯正治療に使用する器具は多種多様であり，どれを使用すれば良いか迷うの
ではないだろうか．プライヤーはワイヤーベンディングに使用する器具，把持
する器具など役割がすべて決まっており，一度理解してしまうと意外とすぐに
覚えることができる．また，矯正治療の肝とも言えるブラケットやワイヤーの
選択は，装置によってさまざまであり，適切な組み合わせを選択する必要があ
る．筆者はブラケットは主にスタンダードエッジワイズ法で治療を行っている
ため，本章では，主にエッジワイズ法に使用するブラケットや，プライヤー，
ワイヤー，その他の器具などの特徴を解説していきたい．

# 1 ブラケット

## 1 ブラケットの種類

　ブラケットは多くの種類が販売されており，その選択は重要である．ブラケットの選択の基準は，どのような装置を用いるかで決定するが，そのアプライアンスに応じて選択しないと，歯が意図した移動をしない場合があるため，注意が必要である．

　ブラケットの代表的なものは，エッジワイズブラケットであるが，大別して，スタンダードエッジワイズブラケット，プリアジャステッドブラケットが市販されている．スタンダードエッジワイズブラケットは，ブラケットのスロットがストレートに刻まれているため，基本的には術者がアーチワイヤーにベンディングを組み込むことで，歯を意図した位置に移動しようとするものである．対して，プリアジャステッドブラケットは，トルクや，アンギュレーション，オフセットなどがあらかじめブラケットに組み込まれており，基本的にはあらかじめ，アーチブランクの形状が付与されたワイヤーを用いることで，ベンディングの手間を省いたものである．つまり，これらを正しく組み合わせないと，歯を意図した位置に移動することが困難となることを覚えておきたい（**図1**）．

　また，最近では結紮の必要がない，セルフライゲーションブラケットも販売されており，矯正治療のチェアタイムも短縮できるようになってきた．いずれにせよ，まずは，正しい装置の組み合わせを行うことが，治療を成功へと導く第一歩であると筆者は考えている．

## 2 ブラケット装置の選択

　現在，各メーカーからさまざまなブラケットが市販されている．基本的には，エッジワイズツインブラケット（ウイングが上下に2つずつ付いているもの）の形状のものが使用されることが多い．ブラケットを選択する場合，スタンダードブラケットか，トルクやアンギュレーション（歯軸方向の傾斜），オフセットやインセットがあらかじめ組み込まれているブラケットのどちらかを選択することになる．

## ▶▶ブラケットの種類

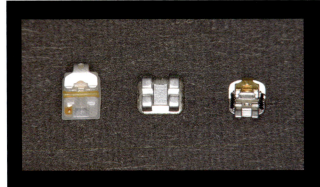

左：セルフライゲーションブラケット
中：スタンダードエッジワイズツインブラケット
右：リンガル用ブラケット

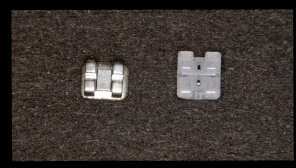

**スタンダードエッジワイズツインブラケット**
ブラケットのウィングが4つ付いており，中央には長方形のスロットが刻まれている．0.018×0.025のものと0.022×0.028のものがある．写真は0.018×0.025スロットのもの．
歯種によりブラケットの形状が異なる．現在ではセラミックスやプラスチック製のものが主流になりつつある．

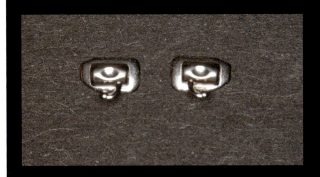

**バッカルチューブ**
最後臼歯に用いる．左右で，フックの方向が異なるため，装着する際に注意が必要である．フックの方向が遠心に位置するように装着する．

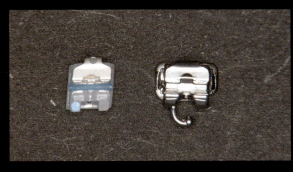

**プリアジャステッドブラケット（トミー，クリッピーC）**
ブラケットに，トルク，オフセット，アンギュレーションなどがすべて入っており，ストレートワイヤーテクニックで使用する．
写真はセルフライゲーションタイプ．クリップを上下に動かすことでワイヤーの取り外しや装着ができるようになっているため，リガチャーワイヤーによる結紮の必要がなく，チェアタイムの大幅な短縮につながる．

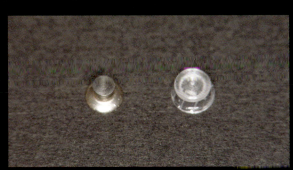

**リンガルボタン**
埋伏歯の牽引や，クロスエラスティックによるシザーズバイトの改善などに用いる．

**図1** ブラケットの種類（すべてトミーインターナショナル）．

# 3 ブラケットシステムの名称と役割

ブラケットには，ただブラケットに水平にワイヤーを装着するスロットが組み込まれたものと，あらかじめ，歯軸の傾きや，トルクなどが組み込まれたものがある．

ここで，あらかじめブラケットに組み込まれているものの名称と役割について考えてみたい．

## 1) イン・アウト

前述した，側切歯のインセットや，犬歯，大臼歯のオフセットがブラケットに付与されている．歯を唇頬舌的に位置付ける．スタンダードブラケットの場合，アーチワイヤーに術者がベンディングすることで与える(図2)．

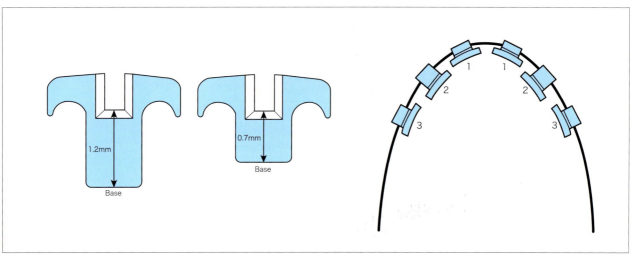

図2　イン・アウト．スタンダードブラケットには付与されていないが，現在ではこちらのほうが主流になりつつある．CHAPTER 1で示したように，アイデアルアーチの概念の基づき，インセットが必要である部位のブラケットはブラケットベースが長く設定されており，相対的にインセットが入るように設定されている(JM Ortho，カタログより引用改変)．

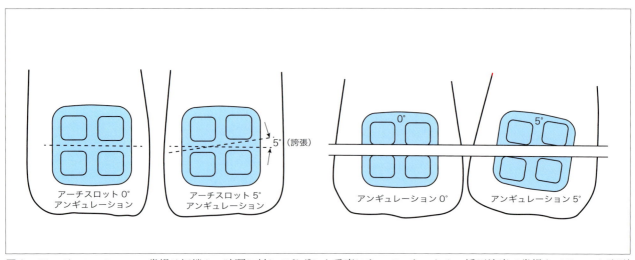

図3　アンギュレーション．歯根は切端や，咬頭に対して必ずしも垂直になっていないため，矯正治療で歯根をパラレルに配列するために傾斜(アンギュレーション)がつくようにブラケットを装着する必要がある．ストレートワイヤー用のブラケットには，あらかじめこのアンギュレーションが付与されているため，基本的には切端，および咬頭に対して平行に装着する．しかし個人差もあるため，レベリングの進行にともない，微調整が必要な場合もある(JM Ortho，カタログより引用改変)．

## 2）アンギュレーション（ティップとも呼ばれる・近遠心的な傾斜）

近遠心方向への歯根の移動．歯によって歯冠中央と歯根を結んだ線が傾斜しているため，アンギュレーションを与える必要がある．スタンダードブラケットの場合は術者がエックス線写真などで傾斜を見ながら任意に与える（図3）．

## 3）トルク

唇頬舌的方向への力．エッジワイズ法の特徴の一つで，長方形のスロットにねじれを加えたワイヤーを挿入することでその力を発生させる．主に前歯部では唇側に歯冠が傾斜するようなトルク（クラウンラビアルトルク），臼歯部では歯冠を舌側に傾斜させるトルク（クラウンリンガルトルク）を付与されることが多い．ブラケットにトルクが組み込まれているものもあるが，術者によるトルクの微調整が必要な場合もある（図4）．

## 4）ローテーション（捻転）

ブラケットに組み込まれたものでは，大臼歯部にオフセットを付与するための角度がつけられている．これも一定の角度のため，のちにワイヤーでの微調整が必要となることもある（図5）．

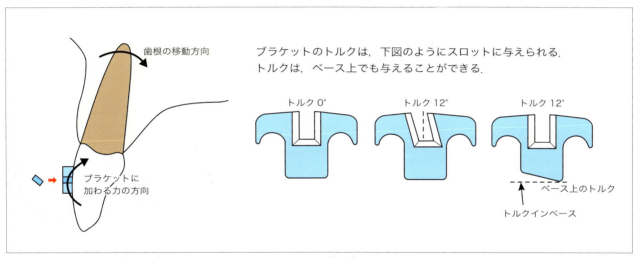

図4　トルク．スタンダードブラケットではワイヤーにトルクを組み込むが，ストレートワイヤー用はあらかじめトルクが組み込まれている．その場合，ブラケットスロット（溝）に組み込まれている場合とブラケットベースに組み込まれているものがある．このトルクもあくまで平均値であるため，微調整が必要な場合もある（JM Ortho，カタログより引用改変）．

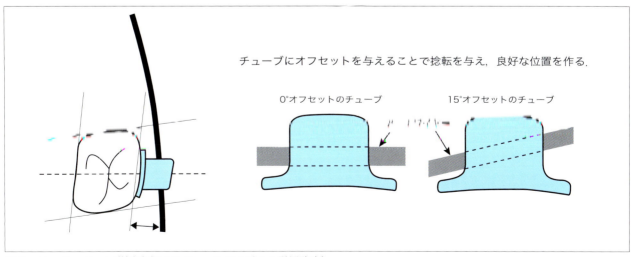

図5　ローテーション（捻転）（JM Ortho，カタログより引用改変）．

## 4 ダイレクトボンディング法に必要な器具

ダイレクトボンディング法(Direct bonding technique)に必要な器具を以下に挙げる.

### 1) ボンディング材

ボンディングに使用する接着剤．ペースト状になっており，ブラケットを位置付けやすい．実際にはブラケットベースに塗布して使用する．光重合タイプのレジンであるため，メタルブラケットなどはあらゆる方向から照射する必要がある(図6).

### 2) ブーンのポジショニングゲージ

ブラケットハイト(ブラケットの切端，咬合面からの距離)を測定して，ブラケットポジションを決定するのに使用する．四つ股のものは3.5mm，4.0mm，4.5mm，5.0mmとなっている．三つ股のものは臼歯部などに使いやすい(図7).

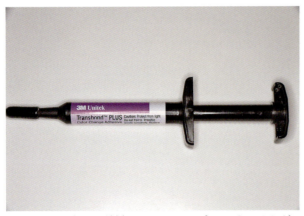

図6a　ボンディング材(トランスボンドプラス，3M Unitek).

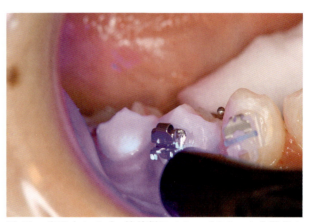

図6b　光重合タイプの接着剤はメタルブラケットを装着する場合，光が透過しにくいため，上下左右からよく光を照射する必要がある．

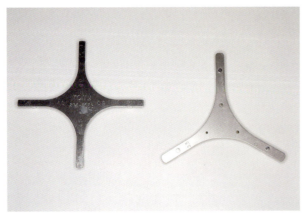

図7a　ブーンのポジショニングゲージ(トミーインターナショナル)．三つ股のものは3.5mm，4.0mm，4.5mm，四つ股のものは3.5mm，4.0mm，4.5mm，5.0mmの高さを計測できる．臼歯部などは三つ股のほうが届きやすい．四つ股のものは上顎犬歯にブラケットハイト(5.0mm)や，バイトが深く，全体的にブラケットハイトを深くせざるを得ない場合などに重宝する．

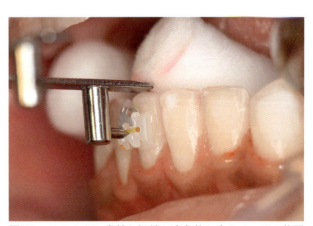

図7b　このように歯軸と切端に直角的に合わせ，その位置にブラケットのスロット(ブラケットの上下的中央部)が位置するようにすることで，ブラケットハイトを決定することができる．

## 3）ボンディングブラケットプライヤー

ブラケットを位置付ける器具．つまむと開く機構になっており，ブラケットを歯面に位置付けやすい．

また後方は平坦になっており，ブラケットスロットに挿入できるようになっているため，ブラケットを歯面に押し付けたり，角度調整がしやすくなっている（図8）．

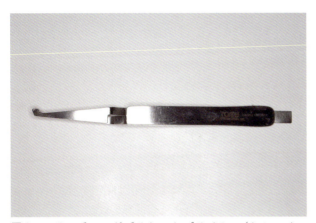

図8a　ボンディングブラケットプライヤー（トミーインターナショナル）．つまむと開く機構となっており，後端は平坦になっているため，ブラケットを位置づけしやすい．

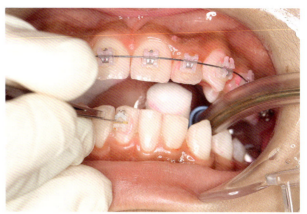

図8b　ブラケットを装着する際，浮き上がることで余計なオフセットが入ることもあるため，しっかりと圧接する必要がある．このプライヤーの後端はブラケットスロットに入るように設計されているため，圧接や角度調整に有効である．

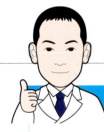

### ブラケットに関するポイント

まず，スタンダードかストレートワイヤーを使用するかをよく吟味する．それによってベンディングが必要か否かが決まる．

ストレートワイヤー用のブラケットも万能ではない．微調整が必要となる場合もあることを念頭に入れておくべし．限局矯正治療にはスタンダードブラケットが向いている．

ブラケットは最初の段階から可及的に正確な位置に装着すべし（CHAPTER3へ）．

# 2 ワイヤー

## 1 ワイヤーの種類

ワイヤーの種類は，ステンレススチール，ニッケルチタンワイヤー（NiTi ワイヤー），形状記憶合金，ゴムメタルワイヤーなどさまざまなものが市販されているが，前述したように，その組み合わせをよく考慮したうえで選択することが必要である．

ステンレススチールは，ストレートとあらかじめアーチブランクの形状となっているものがある．ストレートのものは，術者自身がベンディングを行う必要がある（**図9**）．

また，アーチの形状をしているものを使用する場合も，あらかじめトルクやアンギュレーションが付与されているブラケットを使用する場合のベンディングは基本的には不要だが，スタンダードブラケットを用いる場合はベンディングが必要となることが多い．

NiTi ワイヤーは材質の改良によって，ベンディングできるものも市販されているが，基本的にベンディングできないものが多い．そのため，治療初期のレベリングや，ストレートワイヤー用のブラケットと組み合わせて使用されることが多い（**図10**）．

## 2 ワイヤーのサイズと使用用途

ワイヤーのサイズはインチで表記される．ワイヤーには，ラウンドワイヤー，スクエアーワイヤー（正方形），レクトアンギュラーワイヤー（長方形）があり，治療の進行に従って太いワイヤーに変更する．ラウンドワイヤーには0.012，0.014，0.016，0.018インチのサイズがあり，主にレベリングに使用されることが多い．近年では NiTi ワイヤーの進歩により，0.016インチの NiTi ワイヤーをレベリングのイニシャルワイヤーとして使用することが多くなってきている．

角ワイヤー（スクエアー，レクトアンギュラー）は，

0.016×0.016，0.016×0.022，0.017×0.022，0.017×0.025，0.018×0.025インチなどがあり，ラウンドワイヤーよりも高度なレベリングや，トルクコントロールなど，治療の中盤から後半にかけて使用することが多い（**図9**）．

また近年では高弾性をもつワイヤー（ゴムメタルワイヤー）などの出現により，レベリング後，フルサイズのワイヤーでトルクコントロールなどを早期に行うことも可能となってきており，治療期間の短縮も可能となってきている（**図11**）．

## 3 ワイヤーの選択

　現在，NiTiワイヤーや，ゴムメタルなど，ワイヤーの材質の進歩により，ステンレススチールワイヤーを使用する機会は減少してきてはいるが，症例によっては，セクショナルアーチ（限局的なアーチワイヤー）やループを使用する場合，ステンレススチールを使用することもある．

　ステンレススチールは直線のものと，あらかじめアーチブランクスの形状が付与されているものがあるが，矯正治療に取り組みはじめたばかりの先生や，経験の少ない先生は，アーチブランクの形状のものが使いやすい（**図9**）．

　また，ステンレススチールとニッケルチタンのどちらを選択するかであるが，NiTi ワイヤーはステンレススチールと比較して，弾性があり，早期に大きめのサイズのワイヤーを使用することができるため，治療期間の短縮につながるが，ステンレススチールよりもコストパフォーマンスが悪いという欠点がある．NiTi ワイヤーもベンディングできるものが販売されているため，筆者は第一選択としては最近はNiTiワイヤーを使用することが多い（**図10**）．

　ゴムメタルはレベリング終了後に早期にフルサイズの角ワイヤーを使用することができ，非常に使い勝手が良いが，レベリングには使用できないため，必ずある程度レベリングが進んで使用する必要がある（**図11**）．

　ツイステッドワイヤーは，主に，動的治療終了後の下顎前歯舌側の保定装置として用いているが，サイズの細いものは治療初期のレベリングなどにも用いられることもある（**図12**）．

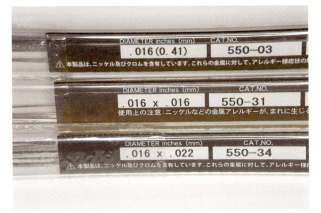

**図9a** ストレートのステンレスワイヤー．アーチから術者がベンディングする必要がある．上からラウンド，スクエアー，レクトアンギュラー（トミーインターナショナル）．

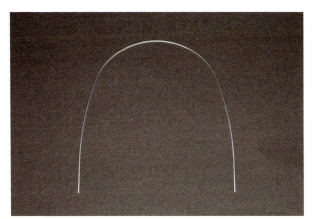

**図9b** プリアーチドフォームのワイヤー（JM Ortho）．写真はナチュラルフォーム型．

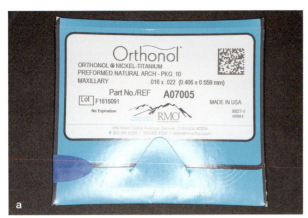 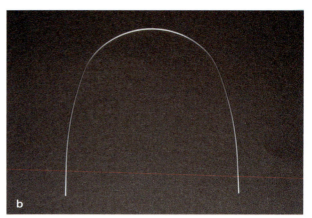

**図10a, b** NiTi ワイヤー（JM Ortho）．形状記憶合金で作製されている．ベンディングはできないため，初期のレベリングや，ストレートワイヤーテクニックで使用することが多い．非常に柔らかいため，0.016インチのサイズをイニシャルワイヤーとしてレベリングで使用することもできる．プリフォーム型には，ナチュラルフォーム型と，アイデアルフォーム型が市販されているが，一般的にはナチュラルアーチフォーム型が使用されることが多い．

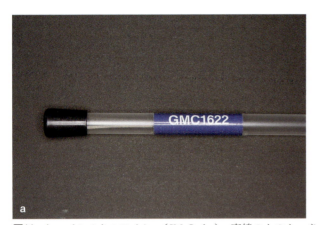 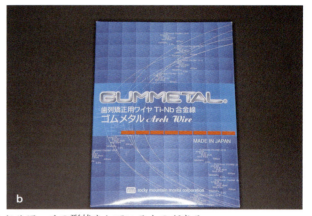

**図11a, b** ゴムメタルワイヤー（JM Ortho）．直線のものと，あらかじめアーチの形状をしているものがある．
**図11a** ゴムメタルワイヤー（ストレート）．ゴムメタルはきわめて大きな弾性変形能をもち，ベンディング可能であり，かつ低いヤング率にもかかわらず高強度を有するため，早期に角ワイヤーを装着することができ，治療期間の短縮につながる．ストレートワイヤーは術者自身がアーチブランクをベンディングする必要がある．
**図11b** ゴムメタルワイヤーには，プリアーチドフォームのものも用意されており，こちらを使用する頻度のほうが高い．

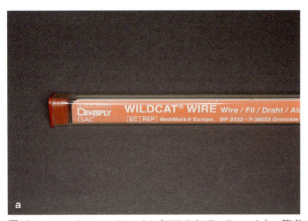 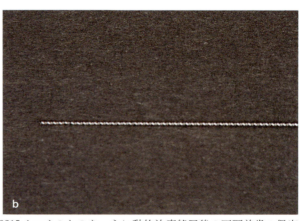

**図12a, b** ツイステッドワイヤ（WILDCAT，Densply）．筆者は，0.0215インチのものを，主に動的治療終了後の下顎前歯の保定装置として用いている．

**2. 矯正歯科治療に必要な器具とその特徴**

## ココがポイント！ POINT　ブラケットとワイヤーの組み合わせを理解しよう

ワイヤーにはストレート形状のものを術者自身がベンディングするものと，あらかじめアーチの形状をしているものがある．スタンダードブラケット（イン，アウト，トルクなし）を選択する場合，アーチワイヤーにベンディングを入れることが前提となるが，レベリングなどの段階では，0.016インチのNiTiワイヤーなど，ラウンドワイヤーを使用することもでき，筆者もレベリングでは，主に後者を利用している．
一方，ストレートワイヤー用ブラケット（イン，アウト，トルク入り）は基本的には角ワイヤーの段階までプリアーチドフォームを使用することができる．

①スタンダードブラケット

→レベリング期間中はNiTiプリアーチドフォームラウンドワイヤー（主に0.016インチ）.
→角ワイヤーの段階では，ステンレススチールワイヤーかベンディング可能なNiTiワイヤー.
→もしくはゴムメタルワイヤー（JM Ortho）にインセット，オフセット，トルクなどを付与.

②イン，アウト，トルクが入ったブラケット（ストレートワイヤーテクニック用）

→すべての期間中にプリアーチドフォームワイヤー（サイズは患者の口腔内に合わせて）.

CHAPTER 2

# 3 プライヤー

## 1　プライヤーの種類

　矯正治療に使用するプライヤーは多種多様で，どのプライヤーをどのように使用するか混乱することが多いと思う．しかし，プライヤーにはそれぞれに特化した役割があり，それさえ理解することができれば，どのプライヤーをどのような状況で選択するかも明確になってくる．しかし，カタログなどに記載されているようなプライヤーをすべてそろえる必要もないと考える．

　そこで，これだけあれば，矯正治療を行うのに事足りると思われる，筆者が使用しているプライヤーの特徴とその使用方法についてご紹介したい．

## 2　ワイヤーベンディングに使用するプライヤー

### 1）カッター付きライトワイヤープライヤー

　先端がラウンド形態と四角の形態となっているため，直角的にベンディングしたり，ループなどの曲線のベンディングもできる．0.7mm線などの太いワイヤーの屈曲はできないため，主に0.025インチまでの屈曲に用いる（図13）．

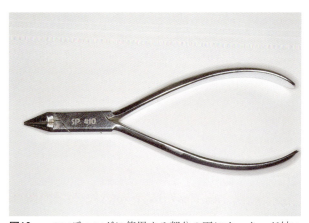

図13a　ベンディングに使用する部分の下にカッターが付いており，一つのプライヤーで，ワイヤーベンディングとカットができるようになっている．主に0.014〜0.018×0.025インチまでのサイズに用いる，使用頻度の非常に高いプライヤー（以後，本CHAPTER掲載のプライヤーはすべてトミーインターナショナル）．

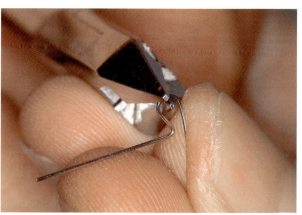

図13b　先端がラウンド形状と角の形状となっており，直角的に曲げたいときは角の側，ループなどの湾曲を曲げる際にはラウンド側を用いる．

## 2）キムのプライヤー

構造的にはライトワイヤープライヤーと同じだが，ラウンド形態の部分に3つの大きさが付与できるように設計されており，ループの種類によって大きさをループの種類に応じて3つの大きさのループを一定の大きさで曲げることができるため，ワイヤーベンディングを始めたばかりの先生にはこちらのほうが使用しやすい（図14）.

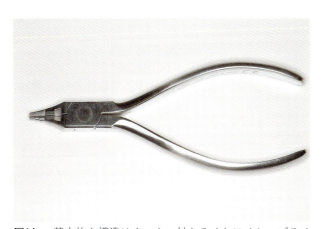

図14a 基本的な構造はカッター付きライトワイヤープライヤーと同様に，ラウンドと角の先端をもつが，3段になっている．

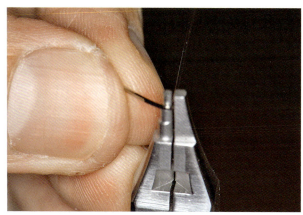

図14b 一番上の段を使ってワイヤーベンディングをしている様子．ループの大きさに応じて下段を把持して，トルクがかかることなくループをベンディングすることができ便利である．

## 3）ホローチョップ

先端がカーブの形状となっており，前歯部のカーブや，ゴムメタルのカーブの付与に使用する（図15）．把持するとき回転しやすいため，ラウンドワイヤーのベンディングには向いておらず，主に角ワイヤーに使用する．前歯部のカーブを付与する際は，少しずつずらしながらベンディングする．

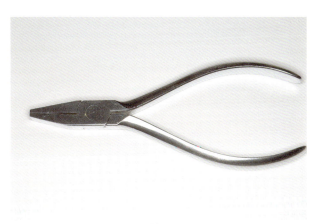

図15a 前歯のカーブをつけるためのプライヤー．

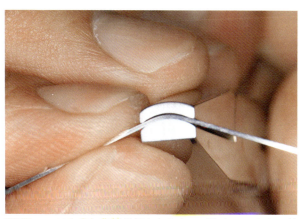

図15b このように先端が緩やかなカーブとなっており，前歯部のカーブなどの付与に使用する．主に角ワイヤーに使用するが，レクトアンギュラーワイヤー（長方形）は幅の短いほうをプライヤーの面に位置づけてベンディングする．滑ってワイヤーにねじれが出やすいので注意が必要．

## 4）ツイードアーチベンディングプライヤー

　アーチワイヤーにインセットやオフセットなどのステップを付与したり，トルクを付与する際に使用する．トルクを付与する際は，両手でワイヤーをつかみ，プライヤーをねじることでトルクをかけられる（**図16**）．

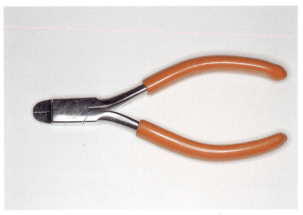

図16a　インセットやオフセット，ステップをつけたり，トルクを入れる際に使用する．

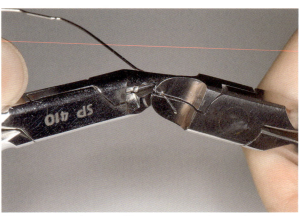

図16b　トルクをかける際には，このように2本のプライヤーでワイヤーをつかみ，右手のプライヤー（ツイードアーチベンディングプライヤー）をねじることでトルクを入れる．

## 5）アーチターレット

　ストレートの角ワイヤーに湾曲を与える器具．ワイヤーサイズの溝が掘られており，その溝に適合するワイヤーを挿入し，回転させることで，トルクが入ることなく，前歯部の湾曲を与えることができる．トルクを付与できるものもあるが，基本的には0°のものを使用する（**図17**）．

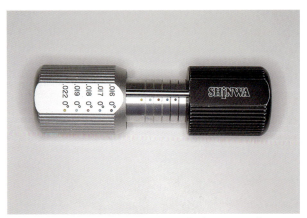

図17a　ワイヤーをアーチの形状に曲げるために使用する0.016～0.022インチまでの各サイズの溝が彫られている．

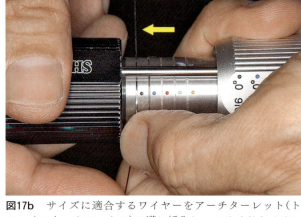

図17b　サイズに適合するワイヤーをアーチターレット（トミーインターナショナル）の溝に挿入し，スライドさせることで，バーがロックされ固定される．固定された状態で回転させることでアーチの形状に曲げることができる．

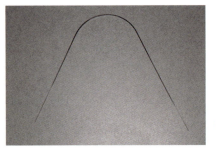

図17c　ストレートの角ワイヤー（レクトアンギュラーワイヤー）にアーチターレットで前歯部のカーブを付与したところ．

2．矯正歯科治療に必要な器具とその特徴

## 3 その他のプライヤー

### 1）ホウのプライヤー

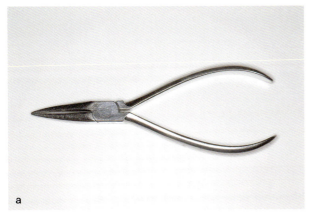 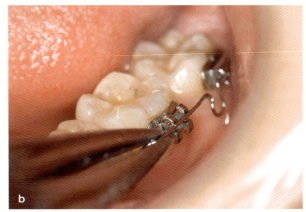

図18a, b 主にアーチワイヤーを把持したり，バッカルチューブへの挿入に使用する．

### 2）サージカルフックプライヤー

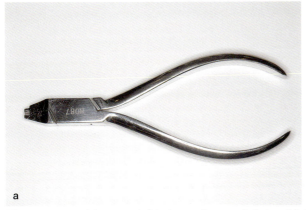 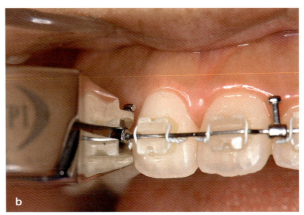

図19a, b サージカルフック（クリンパブルフックともいう）をワイヤーに装着するプライヤーである．

### 3）サージカルフック

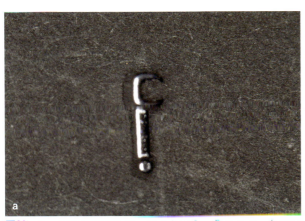 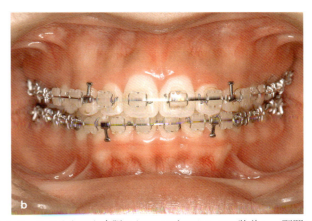

図20a, b クリンパブルフックともいう．角ワイヤー（ラウンドワイヤーにつくものも市販されている）にかしめて装着し，顎間ゴムやパワーチェーンなどを引っかけるためのフックとして使用する（トミーインターナショナル）．

**ココがポイント！**
**POINT**

# ワイヤーベンディングのための
# プライヤー選びのかんどころ

矯正治療に使用するプライヤーは，メーカーなどのカタログを見ると，非常にたくさんの種類があり，どれを選べば良いかわかりづらいのではないだろうか？
プライヤーの選択は，その使用用途に分けて選ぶと，必要最低限のプライヤーを選ぶことができる．筆者はほぼこの4本でワイヤーベンディングを行っている．

①カッター付きライトワイヤープライヤーあるいはキムのプライヤー

→ほとんどのループ，インセット，オフセットなどをベンディングできる．

②ツイードのアーチベンディングプライヤー

→インセット，オフセット，トルクを付与する際に使用する．

③ホローチョップ

→前歯のカーブの付与．主にゴムメタルなどに使用する．

④アーチターレット

→角ワイヤーの湾曲の付与に使用．

そのほかにツイードループベンディングプライヤーやナンスクロージングループプライヤーなどが市販されているが，ループをベンディングするためだけのものもある．正確な高さにループをベンディングできるため初心者向きであるが，練習を積めば，ライトワイヤープライヤー，もしくはキムのプライヤーでほぼ事足りるため，たくさん揃える必要はない．

# 4 ワイヤーの結紮に用いる器具

## 1 結紮器具

　リガチャーワイヤーの結び目を押し込んだり，リガチャーワイヤーや，アーチワイヤーのブラケットへの誘導などに使用する（図21）．

　ツイストメイト（トミーインターナショナル）はリガチャーワイヤーの結紮に用いる．タイイングプライヤーに不慣れな先生方も簡単に結紮にできる．スロットに専用のリガチャーワイヤーを装着し，ねじるだけで簡単に結紮が可能（図22）．

　ツイストタイ（トミーインターナショナル）は下記の器具に取り付けて簡単に結紮することができる．

　図23は左から金属製，中央がホワイト，右がコバヤシタイフック．コバヤシタイフックはブラケットに結紮することで顎間ゴムのフックとして使用できる．

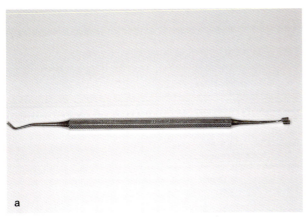

図21a, b　リガチャーインストゥルメント（トミーインターナショナル）．

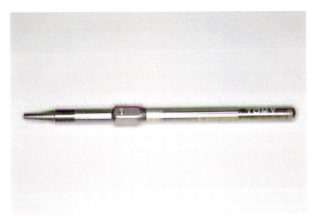

図22　ツイストメイト（トミーインターナショナル）．

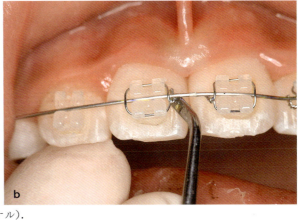

図23　ツイストタイ（トミーインターナショナル）．左から金属製，中央がホワイト，右がコバヤシタイフック．

## 2　リガチャータイイングプライヤー

　リガチャーワイヤーの結紮に使用するもっとも基本的なプライヤーで，もっともタイトに結紮することができる．先端の股の部分にリガチャーワイヤーを固定して回転させることでブラケットにワイヤーを結紮する．

　結紮線を固定する中央部分（カム）に巻きつけて固定するスタイナータイプと，中央の溝にリガチャーワイヤーを挿入して開くことで自動的に固定されるクーンタイプがある（図24）．

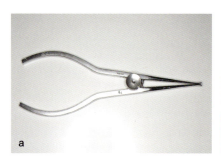
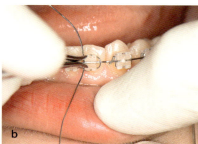

**図24a**　リガチャータイイングプライヤー．写真はスタイナータイプ．
**図24b**　このようにリガチャーワイヤーを先端の股の部分に固定し，中央部の円形の部分に引っ掛けて牽引し，プライヤーを開くことでリガチャーワイヤーにテンションがかかり，タイトに結紮することができる．

## 3　リガチャーガン

　リガチャーワイヤーの代わりにリングのエラスティック（ゴム）を利用してワイヤーにブラケットを装着する．このガンの先端にエラスティックを把持する機構がついており，結紮用エラスティックを先端に装着し，ノズルを引きながらブラケットに押し当てて，さらにノズルを最後まで引くことで，簡単に結紮することができる．金属色ではないため審美的にはすぐれているが，捻転などの程度が大きい場合は結紮力がリガチャーワイヤーと比較して弱いため，ブラケットスロットにワイヤーが確実に入らないこともあり，状況に応じて使い分ける必要がある（図25）．

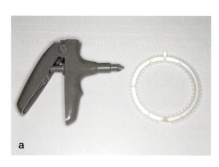
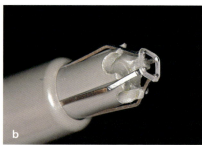

**図25a**　リガチャーガン（TP オーソドンテックスジャパン）．
**図25b**　このように結紮用リングを把持し，ブラケットに押し付けながらガンを引くことでブラケットにワイヤーを結紮できる．

# 5 ワイヤーのカットに用いる器具

## 1 ピンアンドリガチャーカッター

リガチャーワイヤーや，パワーチェーンの切断に用いる．アーチワイヤーなどの太いワイヤーに使用すると刃こぼれするため，リガチャーワイヤーやコイルスプリング，パワーチェーンなどの切断にのみ用いる（図26）．

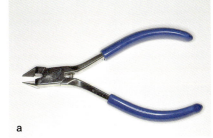
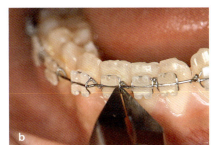

図26a　ピンアンドリガチャーカッター．
図26b　リガチャーワイヤーをカットしている様子．ほかにパワーチェーンやエラスティックスレッドの切断にも使用する．アーチワイヤーなどの太いワイヤーの切断はすぐに刃こぼれするため使用できない．

## 2 セイフティーディスタルエンドカッター

バッカルチューブの遠心から出たワイヤーをカットするための器具である．カットしたワイヤーが落下せずにカッターに残るように作られている（図27）．

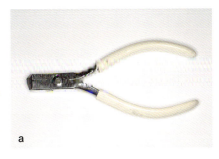
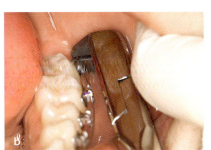

図27a　セイフティーディスタルエンドカッター．
図27b　バッカルチューブ遠心から突出したワイヤーを切断しているところ．

# 6 エラスティック類

## 1 パワーチェーン(スーパーチェーン)

　パワーチェーン(スーパーチェーン,トミーインターナショナル)はスペースの閉鎖や,埋伏歯の牽引,矯正的挺出の際の牽引に用いる鎖状に加工されたエラスティック(図28)である.

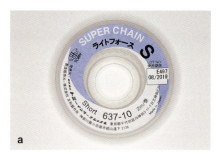
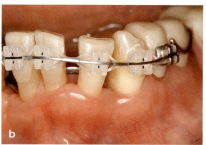

図28a, b　パワーチェーン(スーパーチェーン,トミーインターナショナル).

## 2 エラスティックスレッド(パワーチューブ)

　リンガルボタンに結びつけて,埋状歯の牽引などに使用する.矯正的挺出の際,パワーチェーンが挿入できないような場合にも使用できる(図29).

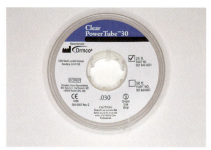
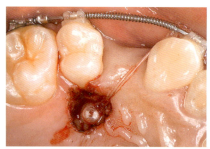
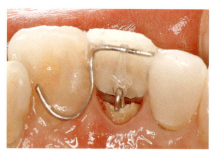

図29a　エラスティックスレッド(パワーチューブ).

図29b　リンガルボタンとエラスティックスレッドで埋状歯を牽引しているところ.

図29c　パワーチェーンが装着不可能な場合,このようにエラスティックスレッドを結紮することで対応できる.

## 3　顎間ゴム

顎間ゴム（3M Unitek）は大きさ1/4，5/16，3/16，張力は4オンス，6オンスがあり，顎間ゴムの距離に応じてサイズと牽引力を選択する（図30）．具体的な使用方法についてはCHAPTER 5を参照されたい．

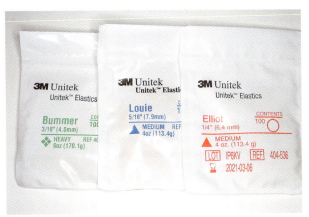

図30a　顎間ゴム（3M Unitek）．

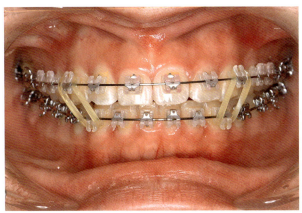

図30b　顎間ゴムを使用している様子．

## 4　オープンコイルスプリング

オープンコイルスプリング（トミーインターナショナル）はスペースを広げたり，特定の歯を近遠心移動する際に使用する．実際には圧縮することによって使用する（図31）．

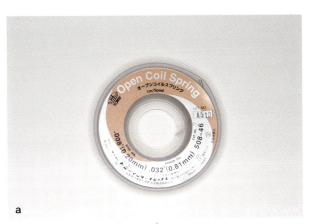

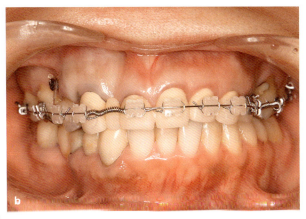

図31a, b　オープンコイルスプリング（トミーインターナショナル）．

## 5 テンションゲージ

　テンションゲージ(YDM)は顎間ゴムやコイルスプリングの張力の測定に用いる(**図32**).テンションゲージの内部はグラムの目盛りが記入されており,フックで顎間ゴムに使用するエラスティックの張力を測定できる(**図33a**).反対側の装置を使用してコイルスプリングの張力の測定を測定できるように作られている(**図33b**).

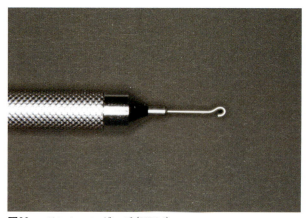

**図32a** テンションゲージ(YDM).

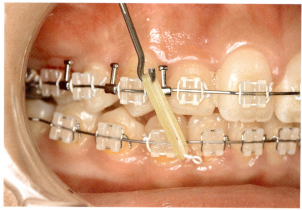

**図32b** テンションゲージで顎間ゴムの張力を計測している様子.

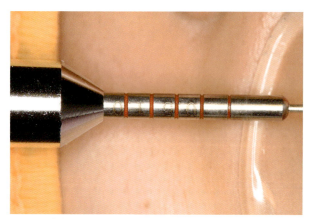

**図33a** 内部にこのような目盛が記されており,グラム数を測定することができる.

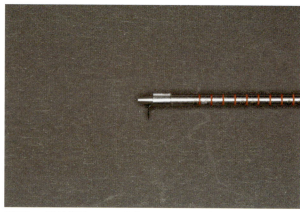

**図33b** 反対側は,このようにコイルスプリングの張力を測定できるよう作られている.

# Summary

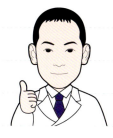

- ブラケットはスタンダードとインやアウト，トルクが付与してあるストレートワイヤー用がある．

- スタンダードブラケットは基本的にベンディングが必要なブラケット，ストレート用は基本的に不要だが，平均値であるため，微調整のためのベンディングが必要なこともある．

- ワイヤーの選択は，全顎矯正のレベリングは0.016インチ NiTi ワイヤー，角ワイヤーはスタンダードであればステンレススチールかベンディングできる NiTi．

- プライヤーは自分に合った必要最低限のものを用意する．

# CHAPTER

# 3

# 基本テクニックを
# 身につけよう

▶正しい装置の選択と，ブラケットポジション，アーチワイヤーの調整などが，
歯を正しく動かす第一歩である．ここでは，矯正治療を実践するうえで重要な，
ブラケットのポジションの考え方と実際の装着の方法，装置の使用法を解説し
たい．ブラケットポジショニングが矯正治療の成功のカギとなる．そのために
はブラケットポジションを理解するとともに，歯のコンディションや，状況に
臨機応変に対応しなければならない場合もある．

また，現在では，装置の進歩によりワイヤーベンディングを行う機会も減少
してきているが，細かい微調整などに対して，やはり簡単なワイヤーベンディ
ングが必要な場合も臨床的には多い．本章ではブラケットポジションの考え方
や，必要最小限のワイヤーベンディングとその使用法について考えてみたい．

# 1 ブラケットポジション

## 1 　ブラケットポジションが治療結果を左右する

　矯正治療を行う際，ブラケットポジションがその結果に大きく左右する．ブラケットのポジショニングに不備があると，術者の意図するような移動が困難となり，いたずらに治療期間を費やしてしまうこととなるため，できる限り正確な位置にブラケットを位置付けることが非常に重要となる．正確にブラケットを位置付けるためには，ブラケットハイト（高さ）とブラケットアンギュレーション（傾斜）をまず頭に入れておく必要がある．ブラケットハイトとは，切端，咬頭頂からの長さ，ブラケットアンギュレーションとは，歯の長軸方向に対する傾斜を示す．**図1**に，スタンダードエッジワイズ法における，平均的なブラケットポジションを示す．

### 1）ブラケットポジションは常に一定ではない

　基本的には，**図1**で示したブラケットポジションにてブラケットを装着するが，咬耗などにより咬頭長の高さが減少している場合などは，図で示したブラケットハイトで配列しても，思うようにいかない場合がある．したがって，状況によっては，ブラケットハイトやアンギュレーションを変更する必要が生じる．

　そのような場合，近遠心の辺縁隆線を結んだ線を参考にすると，おおよそ歯の長軸方向に位置付けることができる．さらに，その周囲の歯の位置関係も参考にしながら，適宜，ブラケットハイトを調整する．

　また，歯冠修復や暫間修復物が装着されている場合，歯周病により骨縁下欠損などが存在する場合や，意図的に挺出を行いたい場合など，ブラケットポジションは治療の進行とともに，そのつどチェックを行い，適宜再度ポジションを変更する必要がある（**図2**）．

### 2）歯軸の傾斜と辺縁隆線を結んだ線をよく観察する

　ブラケットを装着する場合，ブラケットハイトだけでなく，ブラケットアンギュレーションも，歯を意図した位置へと移動させるための重要な要素となる．

　ブラケットアンギュレーションを決定するためには，歯の長軸がどの方向なのかを判断する必要がある．実際にはパノラマエックス線写真やデンタルエックス線写真，実際の口腔内やその写真などをよく観察しながらブラケットを装着していく（**図3**）．

## ▶▶スタンダードエッジワイズ法におけるブラケットポジション

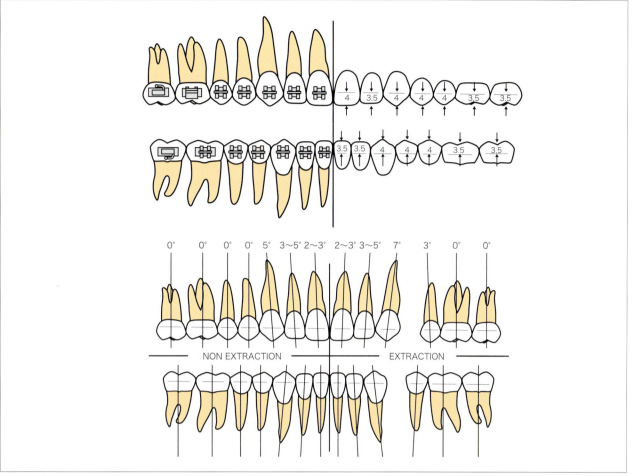

図1　ブラケットハイトとブラケットアンギュレーション．抜歯症例では，犬歯と小臼歯のスペースクローズの際に傾斜移動が起こるため，ブラケットアンギュレーションの角度が大きくなっているのがわかる．実際には咬耗などにより咬頭頂や尖頭が失われている場合もあるため，その際は辺縁隆線の高さをみて調整する場合もある（与五沢文夫，2001より引用改変[42]）．

## ▶▶状況に応じてブラケットポジション変更が必要

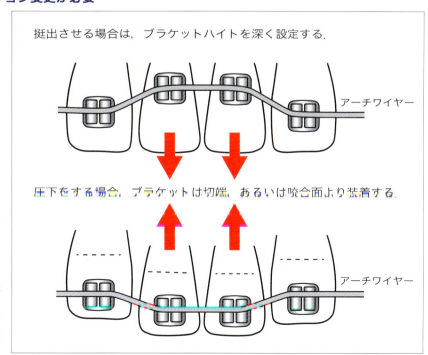

図2　歯冠修復がされている歯や，骨縁下欠損や，生物学的幅径の侵襲に対して挺出移動により改善したい場合，隣在歯に対して，ブラケットハイトを深く設定する．

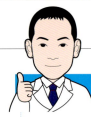

## ブラケットの装着（DBS）の実際

- ①歯面清掃．
- ②歯面のエッチング．
- ③ブラケットのプレースメント（唇，頬側からの確認と切端，咬合面からの確認）．
- ④余剰接着剤の除去と最終確認．
- ⑤硬化後，研磨を行い，ワイヤーをセット．

▶▶ブラケットの装着（DBS）の実際

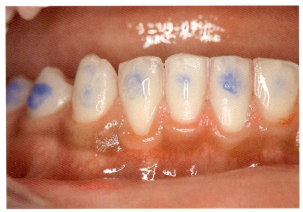

**図3a** 歯面清掃を行ったのちに歯面のエッチングを行う．

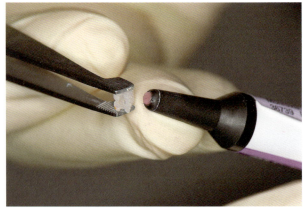

**図3b** ブラケットベースに接着ペーストを塗布．

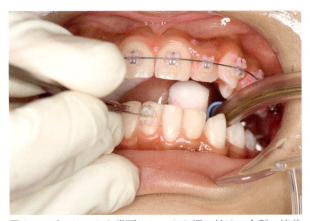

**図3c** ブラケットを歯面にしっかり押し付け，余剰の接着剤を除去（ブラケットはクリッピーC）．

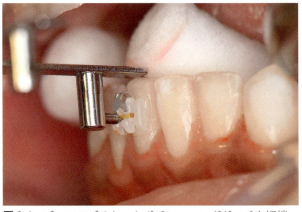

**図3d** ブーンのブラケットポジショニングゲージを切端，および咬頭と歯軸の長軸に合うように位置付け，ブラケットの位置を決定する．

3．基本テクニックを身につけよう

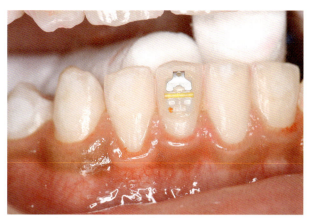

図3e　ブラケットは歯の中央に位置付ける．切端側や咬合面からも必ず確認する．

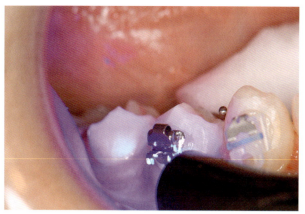

図3f　光重合タイプ接着剤の場合，光をしっかりと照射する．特に金属製のブラケットの場合，4方向からしっかり照射する．

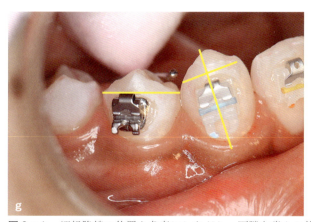

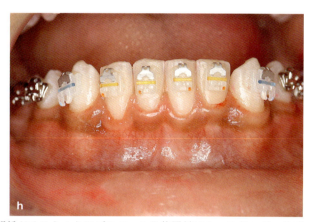

図3g, h　辺縁隆線の位置を参考にしながら，両隣在歯との位置関係がそろうようにブラケットを位置付ける．スタンダードブラケットであればアンギュレーションを付けるために傾斜して付けることもあるが，アンギュレーションやトルク，オフセットなどが付与されているブラケットであれば，基本的に切端や辺縁隆線に平行に位置付ける．

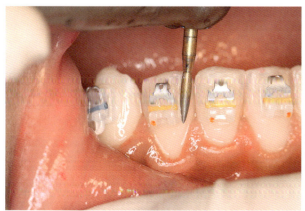

図3i　すべてのブラケットの装着が終了したら，ファインのバーで研磨．

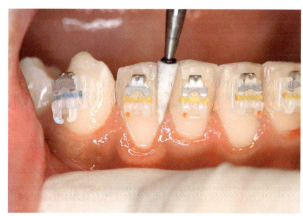

図3j　ホワイトポイントで最終研磨を行う．

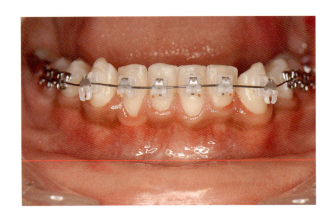

図 3 k　すべてのブラケットを装着後，ワイヤーをセット．

## ココがポイント！ POINT　ブラケットポジショニングのポイント

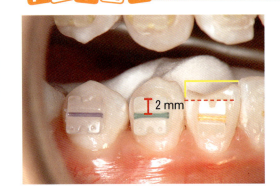

ブラケットポジションは，辺縁隆線とコンタクトポイントの位置に注目して決定すると良い．ブラケットのスロット（中央部）からブラケットウイング上部までの距離はおおむね 2 mm に設定されているため，咬耗している時や，思うような位置に移動しない時，ブラケットウイング上端が辺縁隆線，およびコンタクトポイントを結んだ線と合わせることで，おおむね正しい位置にブラケットポジショニングできる．

# 2 ワイヤーベンディング

## 1 ワイヤーベンディングの知識と技術は不可欠

　現在ではストレートワイヤーテクニックやブラケットの進化により，ワイヤーベンディングを行う機会もかなり減少し，矯正治療もかなりシンプルなものとなった．しかし，症例によっては，ループなどを使用したほうが効率が良かったり，微妙なコントロールができる場合も多い．また，あらかじめブラケットにトルクやアンギュレーションが入っているものは，あくまでも平均的な値によりにデザインされたものであり，細かいコントロールが必要な場合もある．そのため，そのような症例では，ある程度のワイヤーベンディングができるほうが有利であると考える．

　ここでは必要最小限知っておきたいループとワイヤーベンディングの方法を紹介したい．

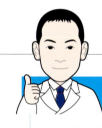

### ワイヤーベンディングの基本

①ワイヤーはプライヤーとつねに直角を保つように把持する．

②プライヤーの先端ではなく，できるだけ深くワイヤーを把持するほうが安定する．

③プライヤーで曲げるのではなく，左手の指で曲げる．

④基本的に体より遠くになる方向にワイヤーを把持しなおして曲げる．

⑤ベンディングが終了した状態で，ねじれなどがなく，平坦な状態となっていること．

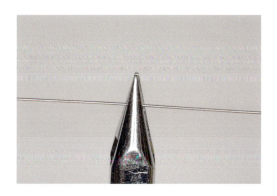
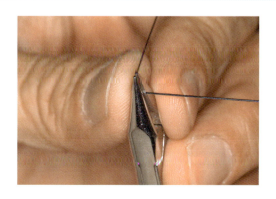

## 2  ループの使用法とベンディング

　現在では，ストレートワイヤーテクニックなどの普及により，ワイヤーベンディングを行う場面も減少しつつあるのが現状である．しかし，矯正治療で使用するループにはさまざまなものがあり，その使用法もそれぞれ異なるが，捻転の改善やアップライト，挺出などに使用するループを2～3種類覚えておけば，さまざまな場面である程度活用できる．そこで，使用頻度の比較的高い，代表的な3つのループを紹介したい（図4～12）．

### 1）バーティカルループ

主に捻転の改善に使用する．角ワイヤーにベンディングすることによりスペースクローズにも利用できる．

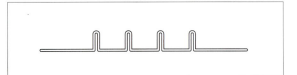
（与五沢文夫，2001より引用改変[42]）．

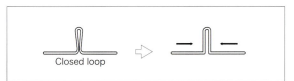
（与五沢文夫，2001より引用改変[42]）．

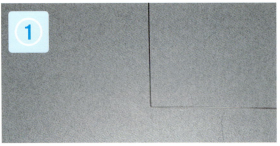
プライヤーの角の部分で，直角にワイヤーを曲げる．

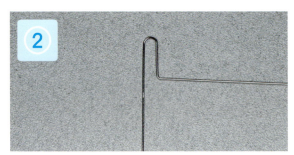
ループをベンディングし，平行にする．

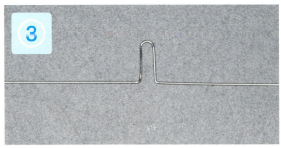
基本線に合わせて直角にベンディングする．

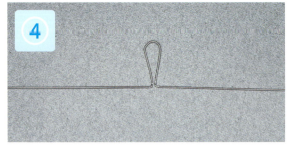
このように下端を合わせてベンディングする場合もある．

図4　ワイヤーベンディングの基本．

3. 基本テクニックを身につけよう

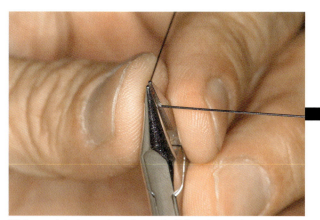

図5a　プライヤーとワイヤーが直角になるようにワイヤーを把持し，左手の親指で直角に曲げる．

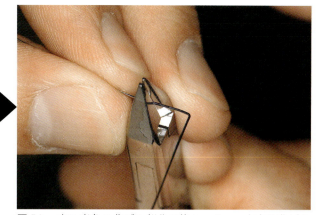

図5b　次に直角に曲げた部分の約6〜8mm上方を曲げる方向をプライヤーのラウンド（丸いほう）がくるように把持する．

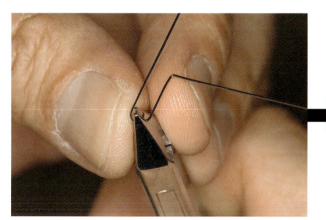

図5c　プライヤーのラウンドの部分を利用して横の線と平行になるまでループを曲げる．

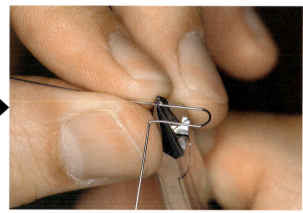

図5d　基本線よりプライヤーの厚みに相当するやや上方をプライヤーで把持する．この時プライヤーの幅を考えて曲げることで基本線が合うように注意する．

図5e　プライヤーの角の部分を使って基本線に合わせて直角に曲げる．

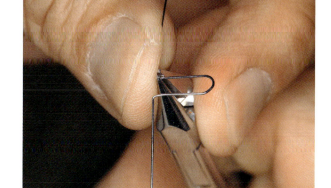

## 2）ホリゾンタルループ（L ループ）

捻転を改善したり，歯の上下的（歯の長軸方向）の移動や，歯のアップライトに使用する．マルチループエッジワイズアーチワイヤー（MEAW）などにも使用される．

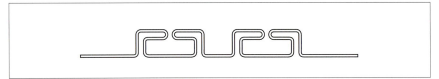

（与五沢文夫，2001より引用改変[42]）．

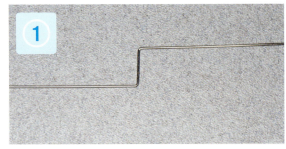

クランクをつくる．

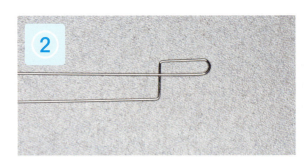

ループを曲げる．

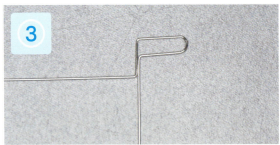

垂直に曲げる．

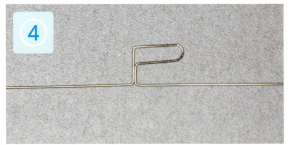

基本線を合わせて曲げて完成．

図6　ホリゾンタルループ（L ループ）．

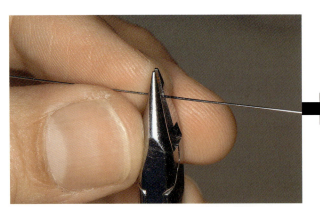

図7a　ワイヤーに対してプライヤーを直角に把持．

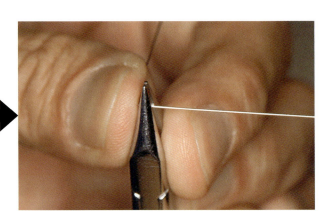

図7b　プライヤーの角の側を用いて直角に曲げる．

3. 基本テクニックを身につけよう

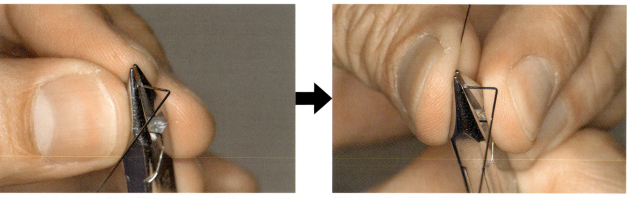

図7c 直角に曲げた部分の約1mm上方を把持.

図7d 左手の親指で直角に曲げる.

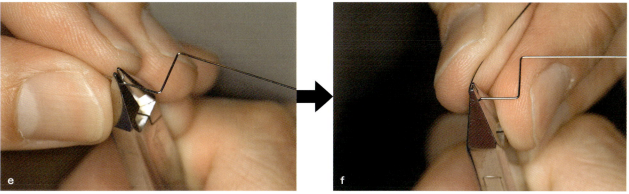

図7e, f 1.5mmの部分をプライヤーの曲の部分で把持し，ループを曲げる.

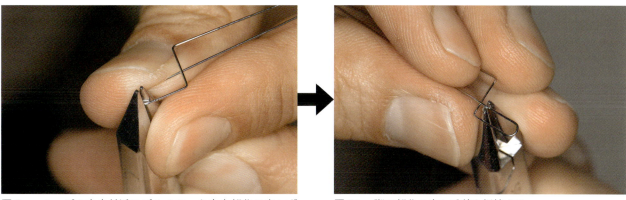

図7g ループの中央付近でプライヤーを中央部分に少しずらし，さらにループを完成させる.

図7h 脚の部分の少し手前を把持する.

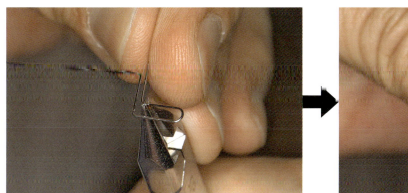

図7i 脚に合わせてプライヤーの角の部分で直角に曲げる.

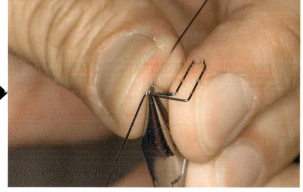

図7j 基本線を合わせるための，基本線よりワイヤーの太さを引いた位置を把持し，直角に曲げて完成させる.

▶▶ バーティカルループとホリゾンタルループの実際の使用法

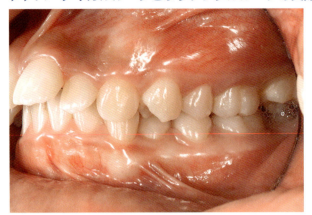

図 8 a　初診時．シザースバイトが見られる．

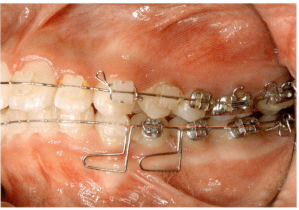

図 8 b　4̲ の近遠心に L ループを組み込んだ．

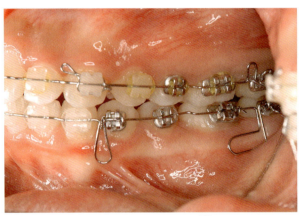

図 8 c　頬側にアクチベートすることで 4̲ を頬側へと移動した．

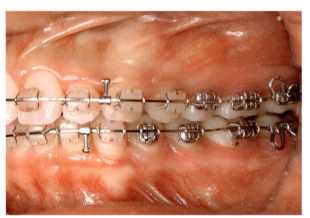

図 8 d　シザースバイトが改善したが近心のローテーションが残ったため，バーティカルループを近心にベンディングし改善を図った．7̲ の近心傾斜を改善するために L ループを組み込んだ．

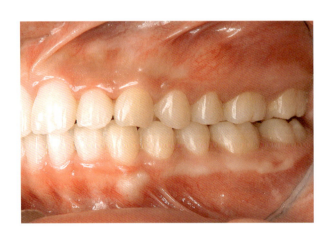

図 8 e　動的治療終了時．

### ココがポイント！ POINT　ループの活用

シザースバイトはブラケットポジションを変更するだけでは，なかなか改善しないことが多い．これにループを組み込むことで比較的容易に改善できる．また捻転などがなかなか思うように改善しない場合，ループを使用し，捻転を改善したい側にループをずらすことによって，ブラケットからの距離を調整できるため，より積極的な改善をすることができる．

## 3）オメガループ

　主に全顎的な移動の際の最後臼歯の近心にベンディングされ，前歯の前方への拡大を行うことができる．遠心側のカーブを直線にベンディングし，バッカルチューブに接するようにベンディングし，バッカルチューブとタイバックすることで，フレアーアウトの防止や歯列弓の大きさを保つことができる．

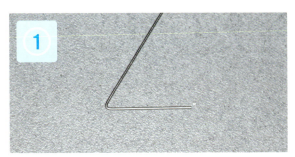

斜めに曲げる．

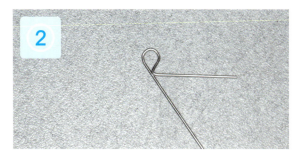

直径5〜7mmのループを曲げる．

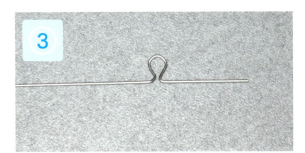

基本線を合わせて完成．

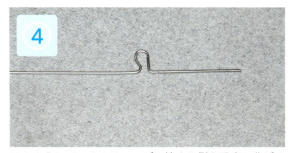

このようにバッカルチューブに接する側を垂直に曲げるとタイバックに使用するストップループになる．

図9　オメガループ．

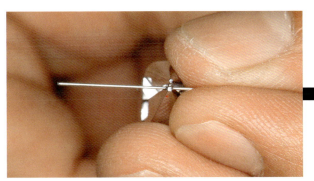

図10a　ワイヤーとプライヤーを直角になるように把持．

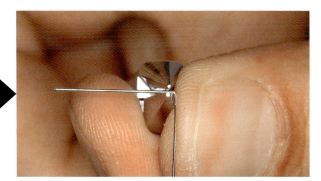

図10b　プライヤーの角の部分で直角に曲げる．

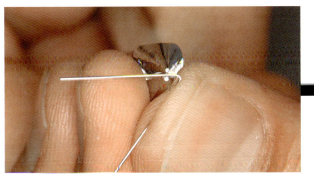

図10c　プライヤーを少しずらし，鋭角に曲げる．

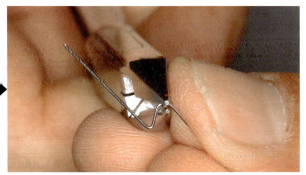

図10d　曲のほうに持ち替え，ループを曲げる．このとき先端ではなく少し深めに把持すると良い．

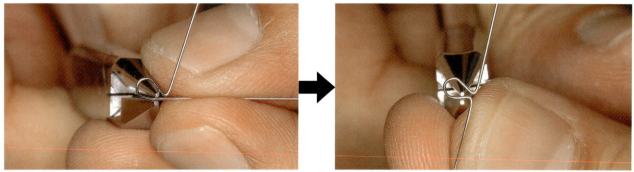

図10e 基本線とワイヤーの厚みを引いた部分を把持し，基本線に合わせるように把持する．

図10f 基本線とワイヤーの厚みを引いた部分を把持し，基本線に合わせるように曲げる．

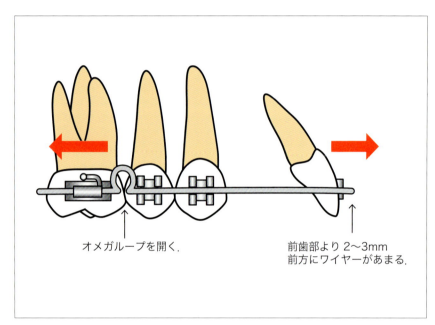

オメガループを開く．

前歯部より2〜3mm前方にワイヤーがあまる．

図11a アクティブオメガループの使用法．オメガループの基底部を少し開くことで，前歯部のワイヤーがブラケットに対して2〜3mm程度前方に位置するようになる．これをブラケットのスロットに押し込んで結紮することで，前方への拡大の力が生じる．

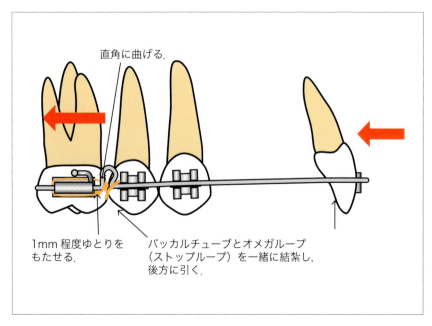

直角に曲げる．

1mm程度ゆとりをもたせる．

バッカルチューブとオメガループ（ストップループ）を一緒に結紮し，後方に引く．

図11b 最後臼歯のバッカルチューブ近心端に対して，1mm程度前方にオメガループの遠心を直角にベンディングし，バッカルチューブとループをリガチャーワイヤー（結紮線）でまとめて結紮する（タイバック）ことで，後方に牽引する力が生じる．この作用により，フレアーアウトを防止したり，若干のスペースクローズをすることができる．

## ▶▶アクティブオメガループの実際の使用例

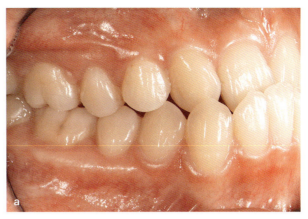

**図12a** 上顎側切歯の先天性欠如により，反対咬合になっている．側切歯のスペースを確保するために前方拡大を行う計画を立てた．

**図12b, c** バッカルチューブ近心端に接するようにオメガループを付与し，オメガループの基底部を開くことにより，前歯部のワイヤーがブラケットより前方に位置するようにする．

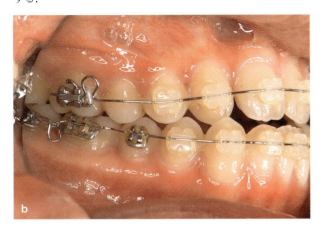
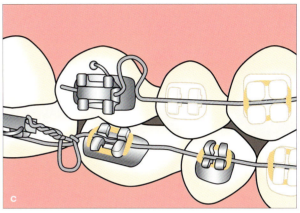

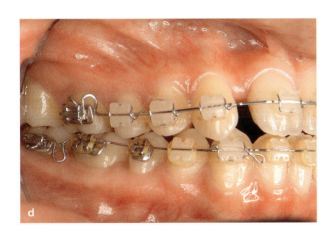
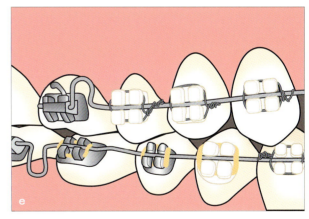

**図12d, e** さらにアクチベートを継続し，前方拡大を継続する．中切歯と犬歯の間にスペースができているのがわかる．

**図12f** 治療終了時．側切歯にはコンポジットレジンを築盛した．反対咬合も改善することができた．

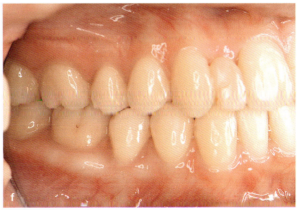

詳細は CHAPTER 5，P. 165参照

# 3 結紮法

## 1 さまざまな結紮法

　アーチワイヤーへのブラケットへの結紮は，ブラケットポジションを正確にアーチワイヤーに伝達し，正しい位置に移動するために非常に重要である．特に捻転が強い場合や，角ワイヤーを装着する際，結紮が緩いとなかなかできず，治療が長期化する要因の一つにもなりうる．

　結紮方法にはリガチャーワイヤー（結紮線）を使用する方法（図13）と，エラスティック（サニタイ）などを使用する方法がある．

　リガチャーワイヤーの結紮には，タイイングプライヤーを使用する方法（図16）と，ツイスター（ペンシル型の結紮器具）を使用する方法がある（図14）．タイイングプライヤーは使用できるために慣れが必要だが，締め付ける力が強いため，もっとも確実に結紮ができる．ツイスターはペンシル型の器具に専用のリガチャーワイヤーを装着して結紮する．タイイングプライヤーと比較して取り回しが楽で容易に結紮ができるが，締め付けが若干弱めであるため，捻転などが強い場合などは，追加でホウのプライヤーなどで締め付ける必要がある．エラスティックで結紮する方法はモスキート鉗子や，専用の器具で結紮する．結紮が非常に容易で，ゴムのため目立たなく審美性にすぐれているが，結紮力はリガチャーワイヤーに比較すると弱く，張力が減弱するため緩みやすい欠点があるため，捻転の強い部位の結紮には向いていない．

　状況に応じてそれぞれ使い分けが必要であるが，筆者は主に結紮が簡便な，ツイスターを利用している．

　オープンコイルスプリングは，挿入予定の歯と歯の距離に応じてピンカッターなどでカットしておき，ワイヤーの結紮の前に，あらかじめワイヤーに挿入しておき，圧縮したのちに結紮を行う（図15）．

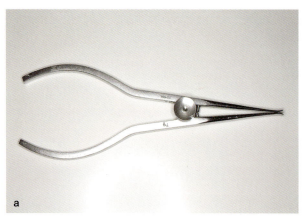
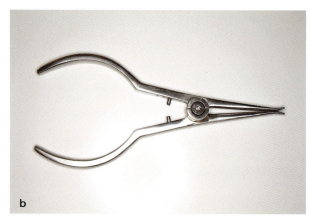

**図13a, b**　リガチャータイイングプライヤー．**a** がスタイナータイプ，**b** がクーンタイプ．スタイナータイプは中央にワイヤーを巻き付けて使用する．クーンタイプは中央の溝にリガチャーワイヤーを挿入し開くことで締めることができる．

## 2 ツイストタイトとツイストメイトを用いた結紮法

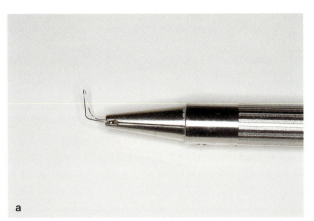
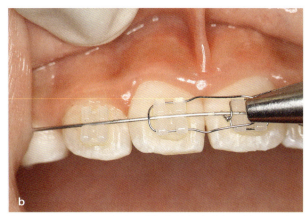

**図14a, b** リガチャーワイヤーの先端をこのように直角に曲げることで，ブラケットのウイングにかけやすくなる（トミーインターナショナル）．

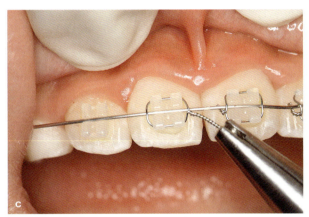
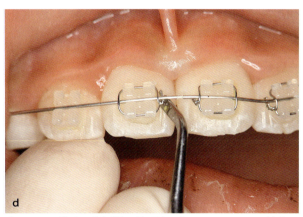

**図14c, d** 結び目は基本的に近心に位置付ける．アーチワイヤーとブラケット境目の歯冠側に結び目を作ることで，より結紮が強固にできる．カットした後，食物の流れに抵抗しないように，歯頸側に向けてワイヤーの下をくぐらせながら曲げる．

## 3 コイルスプリングの使用法

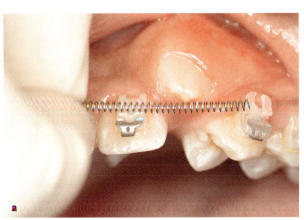
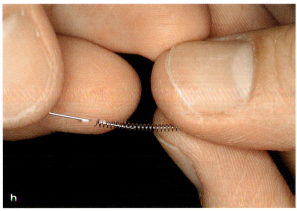

**図15a, b** 動かしたい幅の1.5倍ほどの寸法にコイルスプリングを設定し，アーチワイヤーに通して使用する．圧縮をかけることで，拡大矯正力を発生させることができる．

## 4　タイイングプライヤーを使用した結紮法

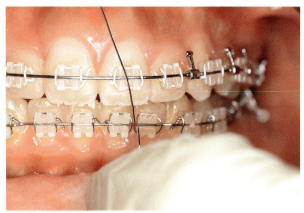

**図16a**　リガチャーワイヤーをツイスターと同様にブラケットウイングに引っ掛けクロスさせて引っ張る．

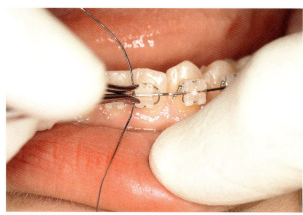

**図16b**　ワイヤーの付け根にタイイングプライヤーを先端の凹んだ部分にワイヤーがくるようにあてがう．

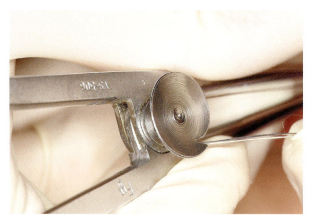

**図16c**　スタイナータイプはリガチャーワイヤーを引っ張りながらプライヤー中央部の丸い部分に巻き付ける．

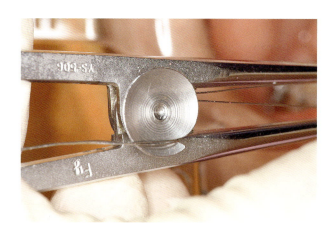

**図16d**　巻き付けた後，溝に引っ掛け固定する．

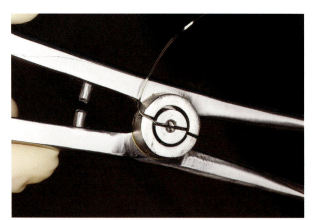

**図16e**　クーンタイプは溝にリガチャーワイヤーを挿入し，プライヤーを握ると回転して固定される．

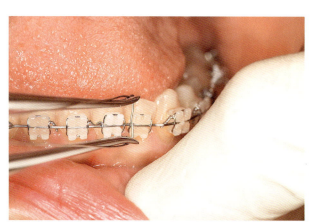

**図16f**　タイイングプライヤーを握るとプライヤーの先端が開き，リガチャーワイヤーが牽引され張力がかかる．握ったまま回転させて結紮する．

# 4 矯正治療を行う際に起こりやすいトラブル

## 1 トラブルの原因と対策を知る

　実際に矯正治療を行っていくと，治療中に自分が意図したように歯が移動しないような経験をすることもある．そのようなトラブルをできる限り防止するためには，あらかじめ，どのような動きをしやすいのか，どんな失敗が起こりやすいかを理解する必要がある．そこでどのようなアクシデントが起こりやすいのか，その原因と対策について考えてみたい（**図17**）．

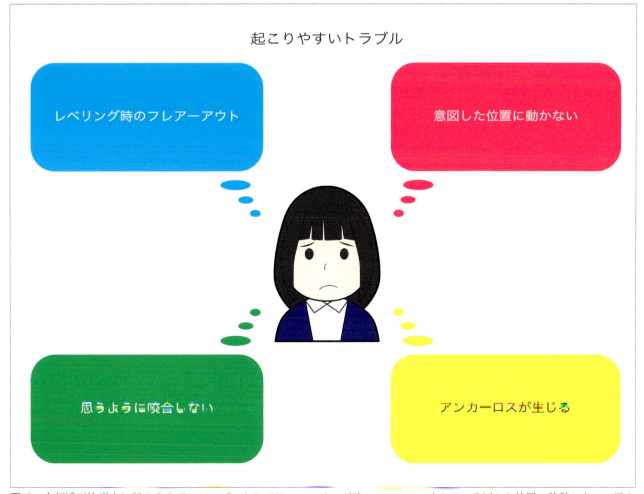

**図17**　全顎矯正治療中に起こりやすいトラブルとしては，レベリング時のフレアーアウトや，意図した位置に移動しない，思うように咬合しない，アンカーロスを生じる，などが挙げられる．それらの原因を把握することで，トラブルに対応したり，難症例を見極めることができる．

## 2 フレアーアウト

　ラウンドワイヤーを全顎的に装着した場合，ブラケットのスロットに遊びがあるため，叢生が改善するにしたがってワイヤーは唇側にすべり出ようとする．その結果，前歯部がフレアーアウトするような力が働くことになる．つまり，前歯はフレアーアウトするように動く．このとき，最後臼歯のバッカルチューブから出たワイヤーをシンチバックするか，バッカルチューブ近心にオメガループやストップループを付与し，バッカルチューブとループを結紮すること（タイバック）することで，その力を防止することができる（図18）．

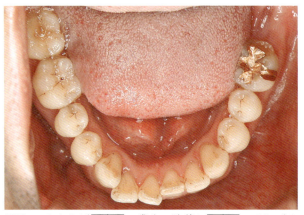

図18a　たとえば $\overline{3\mid 3}$ の叢生の改善に $\overline{3\mid 3}$ のみにブラケットとワイヤーを装着した場合，一番唇側に位置している歯に揃おうとするため前方に出て配列してしまう．

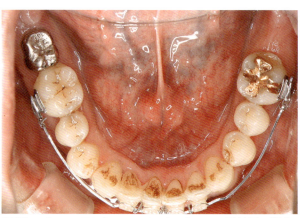

図18b　そこで，IPR（interproximal reduction・隣接面の削合，メタルストリップスを使用）で配列のためのアベイラブルスペースを作り，臼歯部をアンカーにして，歯列の後方に牽引しながら移動した．

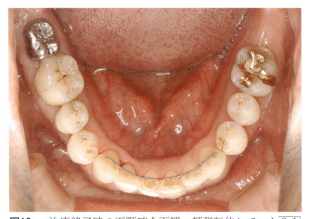

図18c　治療終了時の下顎咬合面観．頰側転位していた $\overline{2\mid 1}$ を一連のアーチの中に入れることができた．

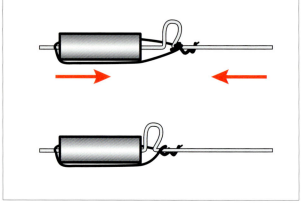

図18d　ストップループをバッカルチューブの約0.5mmほど前方に組み込み，バッカルチューブと一緒に結紮する．

### ココがポイント！ POINT　ストップループの使用法

ストップループをバッカルチューブより約0.5mmほど前方にベンディングし，バッカルチューブとループを一緒に結紮する（タイバック）．こうすることでレベリング時のフレアーアウトを防止できる．

## 3 ローテーションが取れない

　ローテーションが改善しない原因はブラケットの位置の不備，隣在歯のスペース不足により起こりやすい．その際はブラケットポジションを見直すとともに，再度正しいポジションにブラケットをポジショニングしなおす必要がある．またスペース不足に対しては，メタルストリップスなどを使用して，隣在歯の削合を行うことによりわずかにスペースを確保することができる．

　捻転がきつく，なかなか改善しない場合は舌側にリンガルボタンを装着しパワーチェーンで牽引することで改善できる．それでも改善しにくい場合はループを利用する（**図19**）．

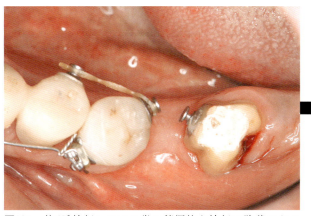

**図19a**　約45°捻転している歯の積極的な捻転の改善のために，リンガルボタンを装着し，パワーチェーンで牽引した．

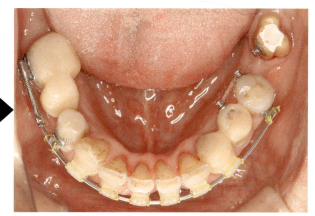

**図19b**　$\overline{4}$，$\overline{5}$ はテンポラリークラウンを連結している．

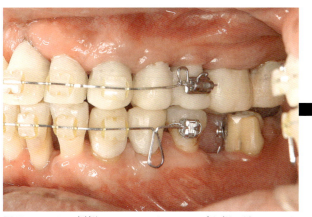

**図19c**　さらに頬側にバーティカルループを組み込み，さらなる捻転の改善を図った．

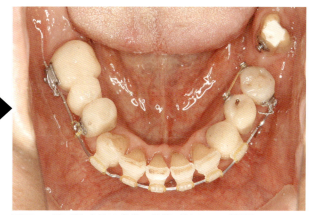

**図19d**　矯正治療終了直前の状態．捻転はほぼ解消している．

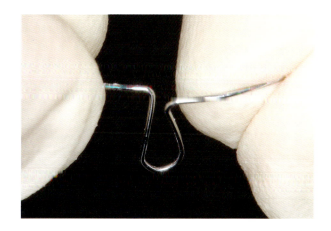

**図19e**　このようにループを捻転を改善したい方向に少しずらすことで，より積極的に捻転を改善する力が生じる．

## 4　中心裂溝や切縁の唇頬舌的な位置が合わない

　これらの原因は，ブラケットのポジション，オフセットやインセットの不足により起こりやすい．前述したように，歯の唇頬舌的幅や，エナメル質の厚みが歯種により異なるため，スタンダードエッジワイズブラケットにストレートのワイヤーを装着してもそれらの補償ができないため，このような現象が起こりやすい．また，ストレートワイヤーテクニックにて治療を行っている場合でも，犬歯や大臼歯のオフセットが不足する場合もあり，その際は，アーチワイヤーにオフセットのベンディングを必要とする場合もある（**図20**）．実際のベンディングの方法に関しては CHAPTER 4 を参照されたい．また，小まめなブラケットポジションのチェックと必要に応じてポジションの修正も必要である．

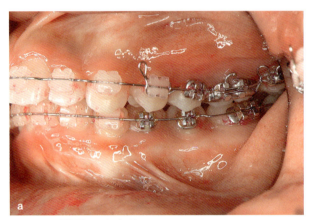 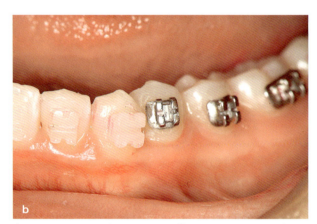

**図20a, b**　3 4 の舌側転位によってシザースバイトとなっており，ブラケットハイトを深くせざるを得なかったため，シザースバイトが改善すると，ブラケットハイトが深い状態となる．そこでブラケットハイトを所定の位置に修正する必要がある．

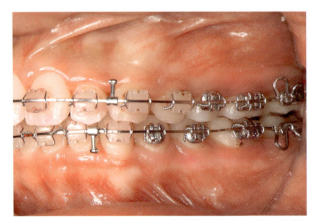 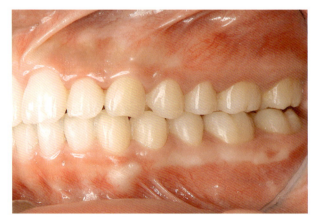

**図20c**　動的治療中は，つねに辺縁隆線の位置や，中心裂溝，歯軸の傾斜などをチェックし，ブラケットポジションを必要に応じて修正する．

**図20d**　動的治療終了時．

## 5 開咬傾向になる

　バイトが浅い症例や，ドリコフェイシャルパターンで咬合力が弱い症例などでは，レベリング時に開咬になりやすいため注意が必要である．またそのような症例の場合の多くが舌突出癖をともなっていることが多く，治療が困難になることもあるため，それらの指導も重要である．

　そのような症例においては，ティップバックベンドを強く入れることにより臼歯部をアップライトし，咬合平面の平坦化に努めると同時に，その反作用として開咬傾向がさらに強くなるため，顎間ゴムなどを使用して，その力を打ち消すことが重要となるため，患者の協力度に依存される要素が大きく，患者教育も非常に重要であり，難しい症例であるとも言える（図21）．

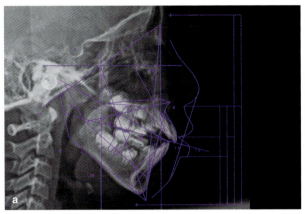
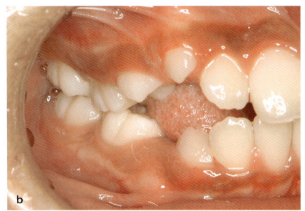

**図21a, b**　初診時．ドリコフェイシャルタイプでバイトが浅く，ドリコフェイシャルタイプの特徴とも言える，側方のオープンバイトが見られる．

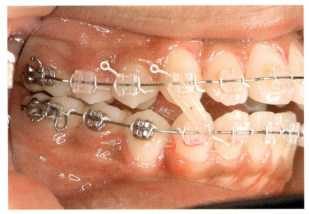
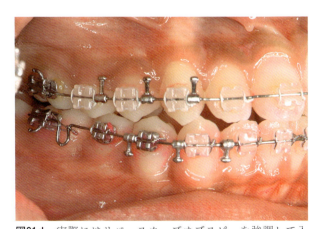

**図21c**　FMAの大きいハイアングルケースは咬合力が弱く，レベリングで臼歯が挺出しやすいため，オープンバイトがさらに顕著になる場合が多い．

**図21d**　実際にはリバースカーブオブスピーを強調して入れ，大臼歯を遠心傾斜させて整直し，咬合平面角を小さくすることにより開咬の改善を目指すが，舌癖の改善や，顎間ゴムの使用など，患者の協力が治療の進行に大きく影響されるため難易度が高い．

# Summary

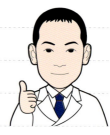

- ●切縁や辺縁隆線，コンタクトポイントの位置，歯周組織の状態などをよく観察してブラケットポジショニングを行う．

- ●対合歯と干渉して正しい位置にブラケットが装着できない場合などは，まず上顎をレベリングしてクリアランスを確保するか，全体を深めに設定し，治療の進行に応じてポジションを修正する．

- ●数種類のループを応用することで，細かいコントロールや，捻転などの積極的な改善が可能．

- ●起こりやすい失敗と，それへの対応策を知っておくべし．

CHAPTER

# 4

# 総合的治療の中の 矯正治療の応用

▶近年，われわれの日常臨床において，患者の治療に対するニーズもますます
増加してきており，それにともない，総合的な歯科治療の中でも矯正治療の需
要が高まってきていると言っても過言ではない．実際の臨床では，う蝕や歯周
病，補綴治療はもとより，咬合性外傷，顎関節症など，さまざまな病態の原因
が歯列不正による弊害に起因することも少なくない．このような状況に対して，
矯正治療を応用することで，それらの疾患のさらなる改善が期待できる可能性
がある．
そこで，CHAPTER 4 では，全顎矯正治療の感覚を掴みやすい，補綴治療前提の，
主にレベリングやアライメントを中心とした矯正治療について，実例を交えな
がら解説していきたい．

# 1 レベリングを中心とした矯正治療

## 1 難しい手技が必要ない"レベリング"

　日常臨床において，全顎的な治療を必要とする場合，矯正治療が必要となる症例も少なくない．CHAPTER 4では，本格矯正治療を行う前に，補綴治療を有利にしたり，叢生や全体のアーチの改善による咬合関係の安定化を期待する目的の，レベリングを中心とした矯正治療について，実際の症例をとおして考えてみたい．

　レベリングは，本格矯正治療の初期段階であり，日常臨床でよく遭遇する多数歯にわたって補綴治療がされている症例や，歯周疾患における骨縁下欠損の改善や，咬合の不調和などに起因する咬合性外傷や，その他さまざまな病態の改善のために，レベリングによる改善を行うことの有用性は大きいのではないかと考える．レベリング自体はそれほど難しい手技が必要ないため，ブラケットポジションと病状に応じた対応をすれば，全体を咬合させるのが目的である矯正治療よりも比較的容易であると考えている．

### ☞ レベリング（平準化）とは

垂直的にはスピーの湾曲の平坦化，水平的には平均的な歯列弓形態に近似させるまでを目指す，マルチブラケット法の初期段階のこと．捻転や空隙，高位低位，歯列弓形態の修正，スピーの湾曲の平坦化などが主な目的である．

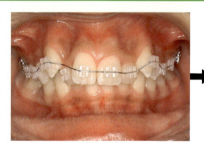 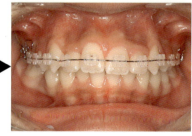

## 2 何を目的として，矯正治療を総合治療に応用するのかを明確にする

　全顎的な治療に矯正治療を応用しようとする際，それを応用する目的がはっきりとしていなければならないのは周知のとおりである．われわれの日々の臨床においては，歯周病，歯の欠損，咬合の不調和などに起因する咬合性外傷や歯根破折など，さまざまな状況が複合していることがほとんどであり，まず，それらに対する治療方針，ならびに基本的な治療が可能な限り的確に行われ，そして，その中に矯正治療が計画として入ってくるべきであると考えている（図1）．

4. 総合的治療の中の矯正治療の応用

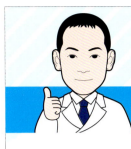

## 日常臨床における矯正治療応用の目的

### ①口腔清掃性の改善

- 叢生や捻転などの改善
- 捻転歯の改善
- 転位歯の改善
- 低位，高位などの位置異常の改善

▶ P. 105参照

### ②補綴治療に対して弊害となる状況の改善

- 歯冠幅径を回復できない場合のスペースゲイン
- 傾斜歯の改善
- シングルデンチャーとなる場合の対合歯との咬合関係の改善
- フレアーアウトなどによる空隙歯列の閉鎖
- 狭窄歯列などによる咬合関係の不調和に対するアーチの改善

▶ P. 89参照

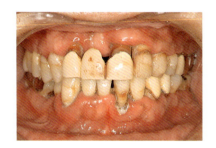

### ③歯周治療に対して

- 叢生や捻転などの歯列不正による清掃性不良の改善
- 骨縁下欠損の改善（1壁性，囲繞性骨欠損など）
- 歯肉縁下う蝕に対する挺出
- 歯周支持組織の喪失と二次性咬合性外傷による病的歯牙移動（Pathologic tooth migration：PTM）の改善

▶ P. 111参照

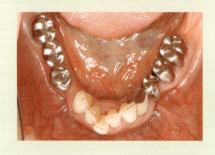

### ④咬合関係に関するもの

- アンテリアガイダンスの確立
- 捻転や転位などの歯の位置異常の改善
- 上顎前突や，反対咬合，開咬などに起因する場合
- アンテリアガイダンスの改善

▶ P. 97参照

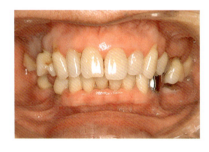

### ⑤審美性の改善

- 前歯部の咬合平面の傾斜による審美障害の改善
- 歯頸ラインの不揃いが不正咬合に起因している場合
- フレアーアウトや空隙歯列，前突感や反対咬合などによる審美障害の改善

▶ P. 93参照

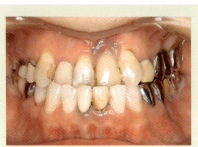
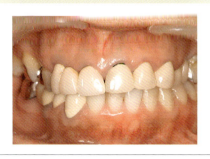

図1　日常臨床における矯正治療応用の目的．

CHAPTER 4

85

# 2 レベリングを行った症例

## 1 歯周病に罹患した下顎前歯のフレアーアウトの改善例

患者：65歳，女性.
主訴：全体的に治療したい.

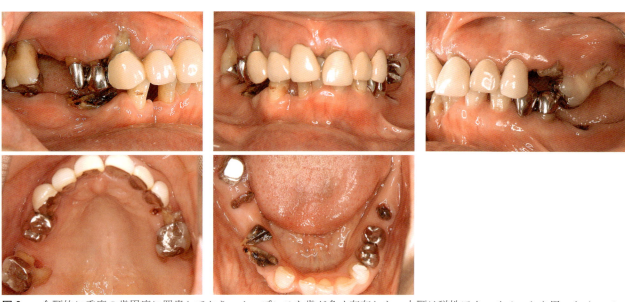

図2a 全顎的に重度の歯周病に罹患しており，ホープレスな歯が多く存在した．上顎は磁性アタッチメントを用いたオーバーデンチャー，下顎はパーシャルデンチャーにて補綴を行う計画を立てた．まず上顎に総義歯タイプの治療用義歯，下顎は不良補綴物をテンポラリークラウンに置換し，治療用パーシャルデンチャーを装着した．その後必要な部位に対して歯周外科を行い，下顎前歯のフレアーアウトと空隙の閉鎖，さらに上顎総義歯との咬合関係の安定化を目的に矯正治療を行った．

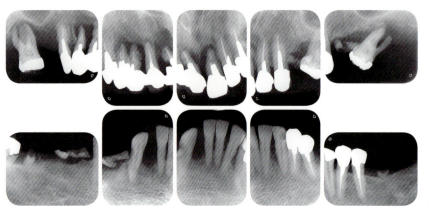

図2b 初診時のデンタルエックス線写真10枚法.

# 4. 総合的治療の中の矯正治療の応用

## 👉 実際の矯正治療の手順

① ブラケットポジションは標準的なポジションに設定（下顎前歯部3.5mm）．

② 0.016×0.022インチゴムメタルワイヤーに前歯部のカーブを付与．

③ 4̄ 5̄ のテンポラリークラウンを連結し，これを固定源として，パワーチェーンで空隙の閉鎖．

④ ツイステッドワイヤーによる保定．

### ココがポイント！ POINT

① 矯正治療の前に炎症のコントロールを確実に．

② 大きな叢生や，骨縁下欠損などがないため，ブラケットポジションは標準的に設定．

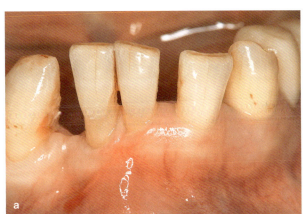
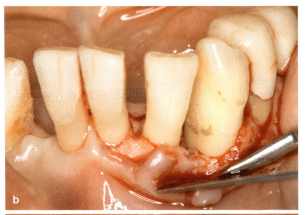
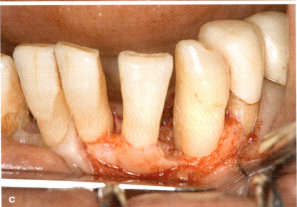
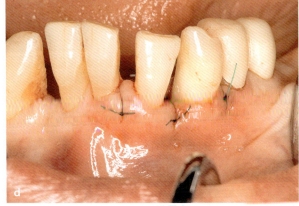

**図3 a〜d** 矯正治療に先立ち歯周基本治療，および必要な部位に対する歯周外科手術を行った．歯周病症例に矯正治療を予定している場合は，歯周組織の環境整備をあらかじめ行っておくのが基本である．そうすることで，骨縁下欠損の深さや状態を把握することができ，ブラケットポジションを決定する際の参考にすることもできる．

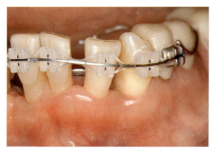
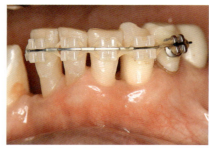
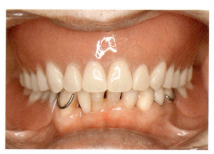

図3e ２|が欠損していたため，２|のスペースの確保とフレアーアウトによる空隙の封鎖のために矯正治療を行った．ブラケットハイトは標準的な高さに設定．臼歯部のアンカーが欠如しているため，0.016×0.022インチのゴムメタルワイヤーを使用した．|4,|5の連結冠をアンカーとして，左側にパワーチェーンで牽引を行った．

図3f 動的治療期間1か月で矯正治療を終了した．このような症例のように，範囲の狭い，若干のフレアーアウトの改善を行う場合は，ラウンドワイヤーからレベリングを行うよりも，フレキシビリティの高いNiTiワイヤーやゴムメタルの角ワイヤーを使用する方が治療期間が短くて済む．

図3g 治療用義歯を再製し，上下顎の咬合のバランスのチェックを行った．欠損である２|部には接着性レジンで人工歯を接着した．

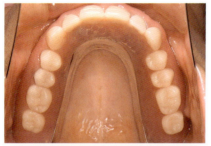
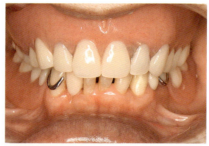
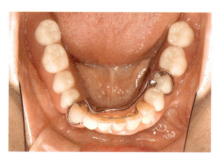
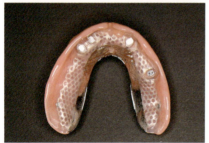
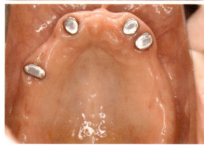

図3h 治療終了時の口腔内写真．フレアーアウトと空隙歯列を改善することで，上顎義歯の人工歯もある程度適正な位置に配列できた．上顎は磁性アタッチメントを使用したオーバーデンチャーとした．

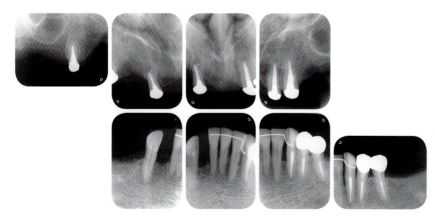

図3i 治療終了時のデンタルエックス線写真．矯正治療を行うことで，骨縁下欠損も改善し，プラークコントロールしやすい環境を構築することができた．２|は患者の希望により接着性ポンティックとしている．

## 2　上顎総義歯安定を目指して下顎歯列弓の改善を行った症例

患者：65歳，女性．
主訴：前歯がグラグラで食べられない．

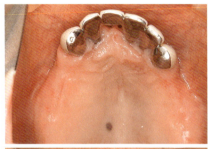
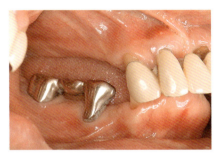
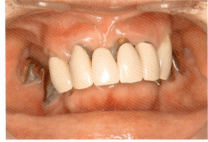
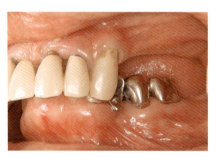
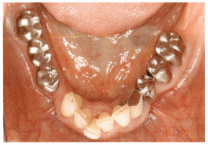

図4a　初診時の口腔内写真．上顎前歯部は動揺が著しく，下顎がⅤ字歯列弓となっており，ほとんど咬合する部位が存在しなかった．そこで上顎はオーバーレイタイプの総義歯，下顎は固定性の補綴物で修復する計画を立てた．

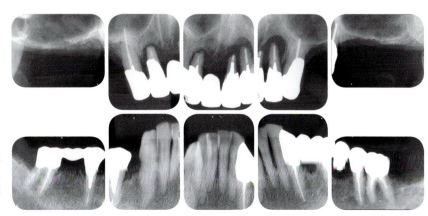

図4b　初診時のデンタルエックス線写真10枚法．上顎は両側6歯以外はほとんど歯槽骨の支持が喪失している．下顎は4,6が欠損している．

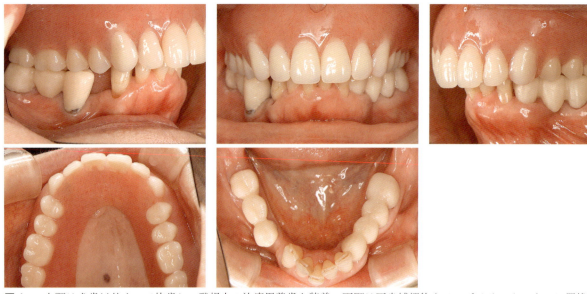

図4c 上顎は犬歯以外すべて抜歯し，残根上の治療用義歯を装着，下顎は不良補綴物をテンポラリークラウンに置換した．このとき，下顎の歯列弓が狭窄していることにより，上顎の人工歯排列も下顎を反映せざるをえないため，オーバージェットが大きくなりすぎ，義歯の咬合の安定が期待できないので，下顎の歯列弓の形態を整える目的で矯正治療を計画した．

### 👉 実際の矯正治療の手順

① ブラケットは標準的なハイトに設定（下顎前歯3.5mm，犬歯4.5mm，小臼歯4.5mm，大臼歯3.5mm）．

② 0.016インチ NiTi ワイヤーにてレベリング開始．

③ 0.016×0.022インチ NiTi ワイヤーに交換，4̲ の遠心移動．

④ 6̲ 歯冠幅径回復のため，オープンコイルスプリングによる 7̲ の遠心移動．

⑤ ツイステッドワイヤーによる保定．

### ココがポイント！POINT

① レベリングによるフレアーアウトを防止するためにワイヤーの遠心端をシンチバックする（NiTi ワイヤーは曲げることができないため，火でワイヤーを焼鈍しておく）．

② コイルスプリングの作用反作用による傾斜を防ぐために，クリンパブルフックを利用する．

4．総合的治療の中の矯正治療の応用

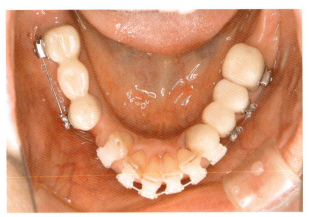

図5a　ブラケットポジションは標準的な位置とし，0.016インチNiTiワイヤーにて，レベリングを開始．

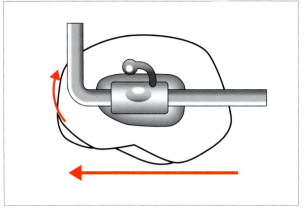

図5b　このとき，レベリングにともなう下顎前歯部のフレアーアウトを防止するために，バッカルチューブ遠心のワイヤーをホーのプライヤーなどで少し後方に引きながら直角的に曲げて（シンチバック）し，側方に拡大するような力をかけるのがポイントである．

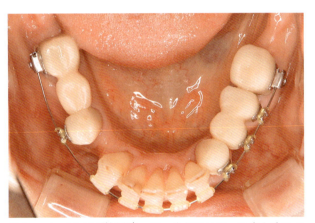

図5c　レベリング終了時．アーチがフレアーアウトすることなく，レベリングされた．

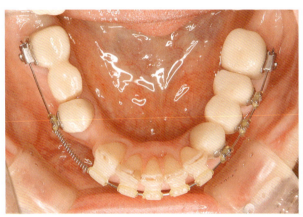

図5d　レベリングが終了したのちに，0.016×0.022インチワイヤーに交換し，4̄相当部のスペースを得るために，5̄，3̄間にオープンコイルスプリングを挿入した．

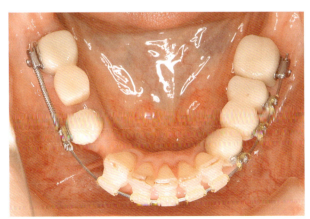

図5e　次に，6̄の近遠心幅径を回復するために，7̄，5̄間にコイルスプリングを使用した．遠心にスペースを作るため，シンチバックなどは行わない．

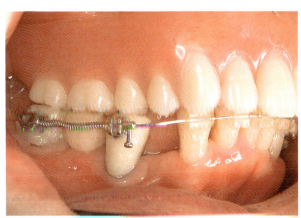

図5f　このとき，5̄の近心移動を防止するため，5̄ブラケット近心にクリンパブルフックを装着した．

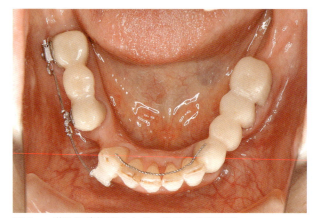

図5g 動的治療期間6か月．動的治療終了時．

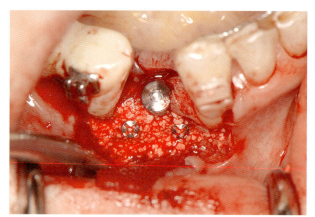

図5h 4|相当部にインプラントを埋入した．

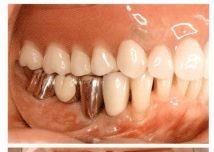
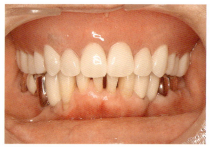
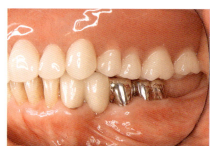
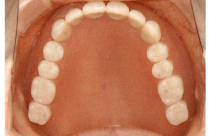
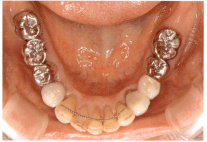

図5i 治療終了時の口腔内写真．下顎のアーチが整ったことにより，上顎義歯の人工歯も適正な位置に配列でき，オーバージェットも適正な状態で義歯の作製ができた．

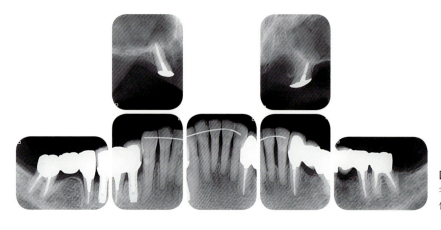

図5j デンタルエックス線写真．患者の希望により，条件の悪い3|3は残根上で保存した．

# 3 傾斜した咬合平面と前歯部審美障害の改善

患者：42歳，女性．
主訴：左上が気になる．

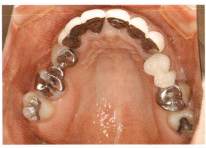
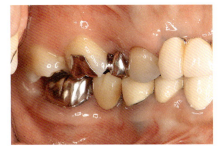
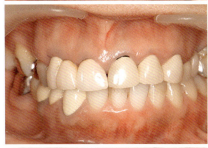
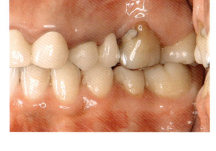
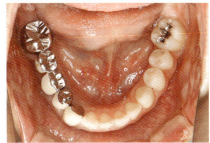

**図6a** 初診時の口腔内写真．上顎歯列の狭窄と咬合平面の傾斜が見られる．2|の欠損とスペース不足により，3|の歯冠幅径が小さくなっていた．また，6|の近心傾斜により5|のポンティックの歯冠幅径が極端に小さくなっている．そこで咬合平面の是正と審美障害の改善のために矯正治療を計画した．

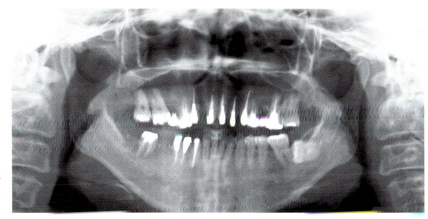

**図6b** 初診時のパノラマエックス線写真．|7の水平埋伏，6|の近心傾斜が認められる．

## 👉 実際の矯正治療の手順

①歯周治療，根管治療，暫間修復．

②0.014インチステンレススチールワイヤーによるレベリング．

③0.016インチステンレススチールワイヤーにオープンコイルスプリングを装着，2|の歯冠幅径回復ためのスペースの確保．

④0.016×0.022インチステンレススチールワイヤーによる高度なレベリングと|2スペース確保の継続．

⑤左側の咬合支持獲得後，下顎前歯部のレベリング，上顎との調和を図る．

### ココがポイント！ POINT

①矯正治療前にある程度咬合平面などの是正を行っておく．

②2|の歯冠幅径を回復するためのスペースをどのように利用して作るかを決定する．

③対合歯との関係から，どこまでの移動範囲で済むかを決定する．

④1本単位で近遠心的移動を行う場合は，クリンパブルフックとパワーチェーンを使用することで微調整する．

⑤スペースクローズしたら部位は再度スペースが開かないように8の字結紮(Figure eight tie)．

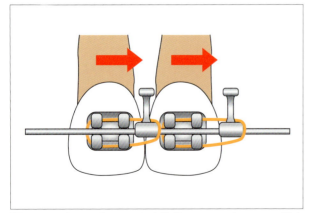

**図7a** クリンパブルフックを装着しパワーチェーンで引くことで，1歯ずつの移動をすることができる．基本的には，レベリングが終了し，角ワイヤーの段階で行うのが良い．

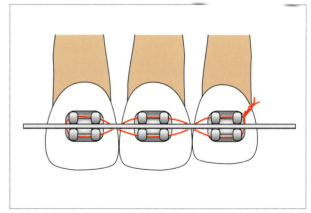

**図7b** スペースクローズなどを行った場合，速やかに後戻りをしやすいため，リガチャーワイヤーの細いもので8の字結紮(Figure eight tie)を行い固定する．

4．総合的治療の中の矯正治療の応用

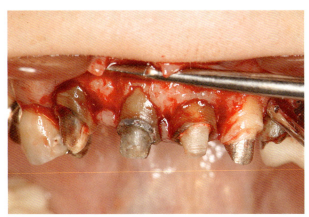

図7c 矯正治療に先立ち，フェルールの獲得と上顎前歯の歯肉ラインの調和を目的に歯周外科を行った．

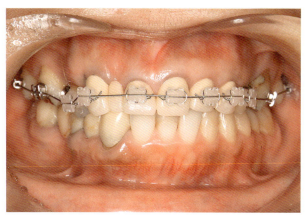

図7d メタルテンポラリークラウンを装着後，0.014インチステンレススチールラウンドワイヤーにてレベリングを開始した．ブラケットポジションは全体のレベリングを目的としているため，スランダイドエッジワイズ法のブラケットハイトに準じて装着（中切歯4.0mm，側切歯3.5mm，犬歯5.0mm，小臼歯4.5mm，大臼歯3.5mm）．

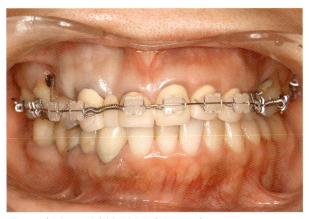

図7e 挺出した右側上顎小臼歯をTAD（Temporary anchorage device）を使用して遠心移動と圧下させ，同時に3|,1|間にオープンコイルスプリングを挿入し2|のためのスペースの拡大を行った．

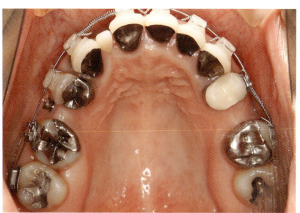

図7f 同時に|5のスペースを確保するために|6,|4間にもオープンコイルスプリングを使用してスペースゲインを図った．

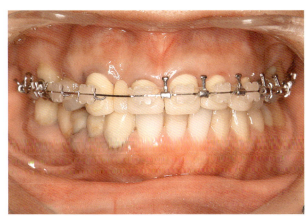

図7g 顔面正中に対して，上顎中切歯間の位置が右側に位置していたため，クリンパブルフックを装着し，1|+3|を1歯甲位で遠心移動し，2|のさらなるスペースゲインと上顎中切歯正中と顔面正中との調和を目指した．

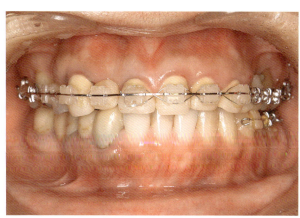

図7h 動的治療期間13か月．おおむね2|の歯冠幅径回復のためのスペースが確保できた．左側下顎臼歯をセクショナルアーチで若干のアライメントを行い，動的治療を終了した．移動した前歯部は開かないようにリガチャーワイヤーで8の字結紮（Figure eight tie）を行った．

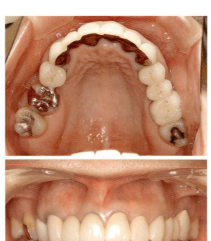
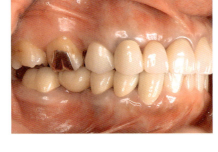
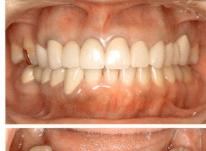
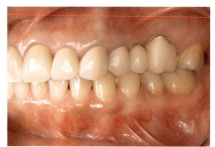
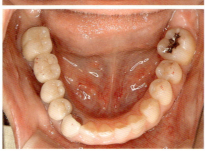

図 7 i　治療終了時の口腔内写真.

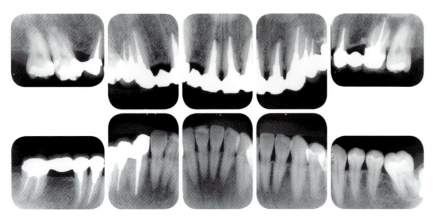

図 7 j　治療終了時のデンタルエックス線写真10枚法.

## 4 反対咬合を改善した症例

患者：60歳，女性．
主訴：噛み合わせが気になる．

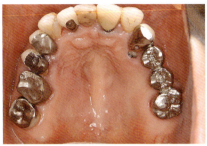
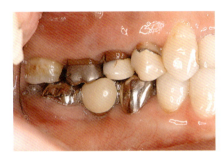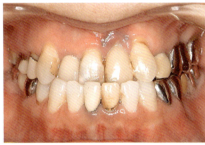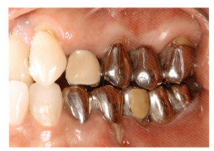
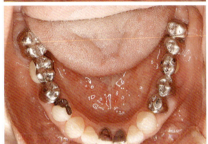

**図8a** 初診時の口腔内写真．不良補綴物が数多く存在した．|2は先天性欠如しており，|1と|3が隣接していた．まず不良補綴物の除去，歯周基本治療，根管治療などを行い，その後矯正治療を計画した．

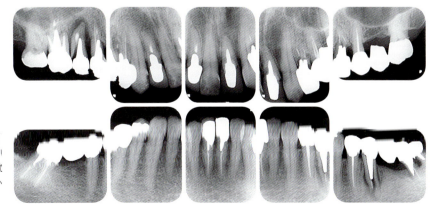

**図8b** 初診時のデンタルエックス線写真10枚法．アンテリアガイダンスが欠如していることにより，臼歯部に負担過重が引き起こされ，歯根破折を起こしている歯も認められる．

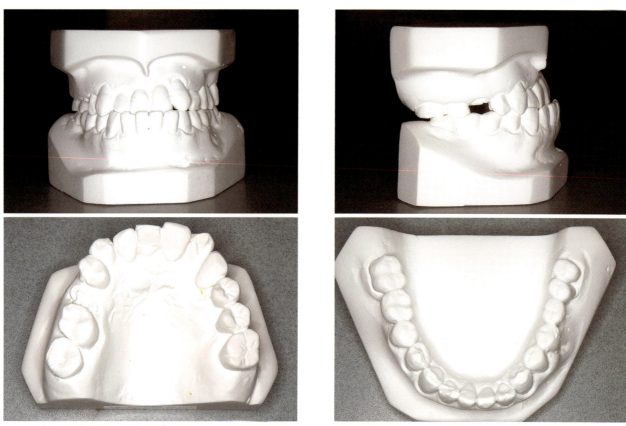

**図 8 c** 矯正治療前の平行模型．|2 の先天性欠如により上顎のアーチは狭小化している．オーバーバイト 1 mm，オーバージェットは－2 mm．

---

### ココがポイント！ POINT　反対咬合を改善した症例のポイント

上顎の先天性欠如により，上顎のアーチより，下顎のアーチのほうが大きくなっており，下顎臼歯部の補綴が小さいことから，臼歯部も反対咬合（トータルクロスバイト）であった可能性がある．なおかつセファロ分析より骨格性要素があるため，矯正治療でカバーできない部分は補綴的に咬合の改善を図る可能性が高いことも視野に入れながら治療を進める必要がある．

4．総合的治療の中の矯正治療の応用

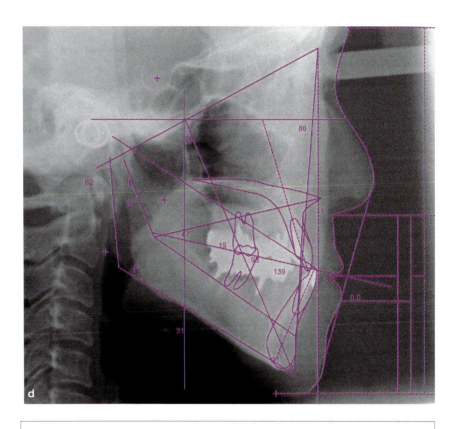

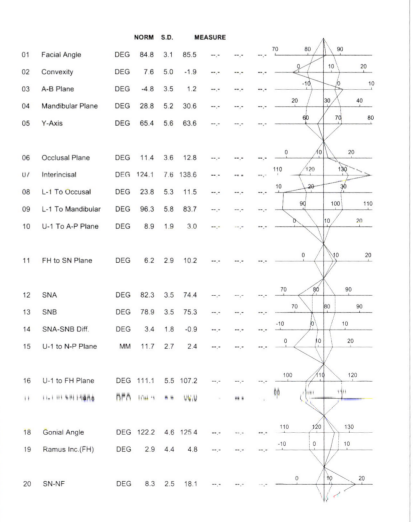

図II-d, e セファロ分析によると，SNAが74°で骨格性反対咬合を示していた．U-1 to FH が－で上顎前歯の舌側傾斜がみられた．FMA は SD 内，LFH は47°で，Mesio facial pattern を示していた．年齢的に orthopedic（骨格的）なアプローチが困難であると考え，アクティブオメガによる反対咬合の改善と，歯のスペース確保を計画した．

## ☞ 実際の矯正治療の手順

①基本的な治療.

② DBS（Direct bonding system）によるブラケットの装着.

③0.014インチステンレススチールワイヤーによるレベリング，最後臼歯のバッカルチューブ近心にオメガループを組み込み，アクティブオメガループとして作用させ，前方拡大.

④0.016インチステンレススチールワイヤーにオメガループを組み込み，反対咬合の改善，オープンコイルスプリングによる，$\lfloor 2$ のためのスペースの確保.

⑤0.016×0.022インチステンレススチールワイヤーによる高度なレベリングと$\lfloor 2$ スペース確保の継続.

⑥左側の咬合支持獲得後，下顎前歯部のレベリング，上顎との調和を図る.

### ココがポイント！ POINT

①アクティブオメガループを使用する際は，オメガループの脚を開き，前歯部のブラケットから2〜3mm前方にワイヤーが少し余る程度にする.

②オープンコイルスプリングを使用する時期はある程度レベリングが進行してから.

③1本単位で近遠心的移動を行う場合は，クリンパブルフックとパワーチェーンを使用することで微調整ができる.

④骨格的な不正を歯の移動で補えることができるか，セットアップモデルで確認.

4．総合的治療の中の矯正治療の応用

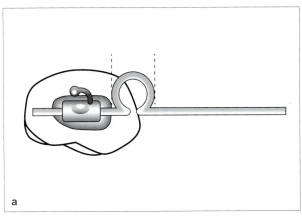
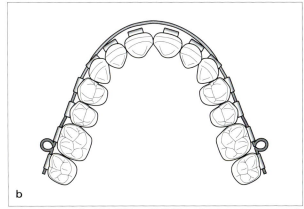

**図9 a, b** オメガループはバッカルチューブ近心ギリギリに設定し，オメガループの脚を開き，前歯部のブラケットのスロットに対して2〜3mm程度前方に位置するように設定する．これをブラケットと結紮することで前方に拡大する力が発生する．

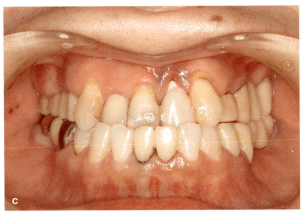
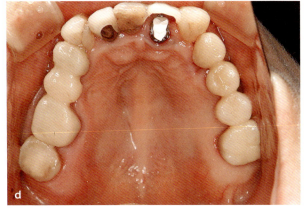

**図9 c, d** 矯正治療に先立ち，歯周基本治療，根管治療などを行った．

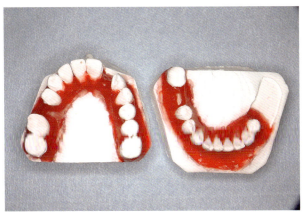
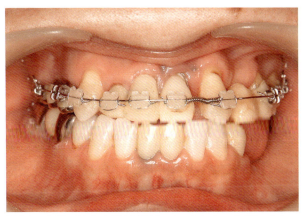

**図9 e** セットアップモデルを作製し，反対咬合の改善とスペースゲインが可能か確認した．

**図9 f** 左側の咬合支持が不足しているため，右側にメタルプロビジョナルを装着し，0.014インチステンレスワイヤーにてレベリングを開始，同時にオメガループを組み込み，上顎前歯の前方拡大．

101

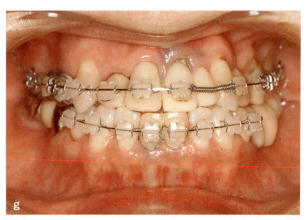
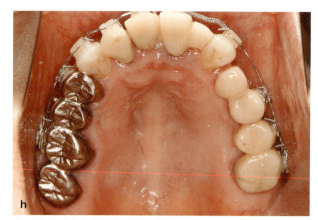

**図9 g, h** 0.016インチステンレスワイヤーにオメガループを組み込み，前方拡大を行いながら，1̲,3̲間にオープンコイルスプリングを挿入し，2̲のスペースゲインを行った．

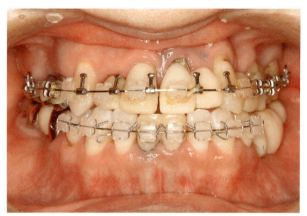
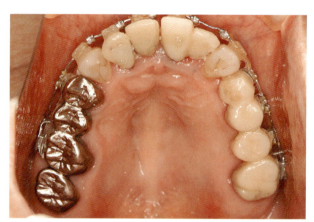

**図9 i** 下顎左側臼歯部にインプラントによる咬合支持が獲得され，被蓋が改善してきたところで，下顎の叢生の改善のためにセクショナルアーチでアライメントを行った．

**図9 j** 顔面正中と上顎前歯の正中，および2̲+2̲の歯冠幅径の微調整のために，クリンパブルフックとパワーチェーンで1歯単位の移動を行った．

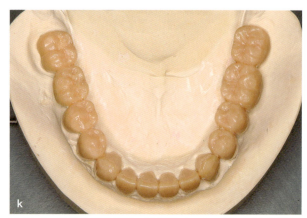

**図9 k, l** 動的治療終了後，診断用ワックスアップを作製し，適正な歯冠形態が再現できるか確認し，このワックスアップに基づいてプロビジョナルレストレーションを作製した．

4. 総合的治療の中の矯正治療の応用

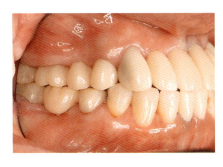
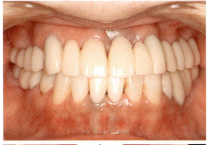
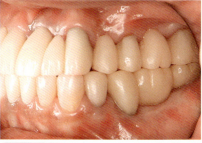
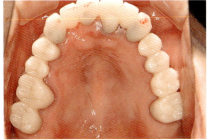
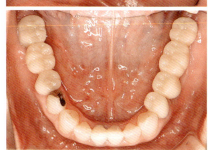

図9m　動的治療期間12か月．動的治療終了後，プロビジョナルレストレーションを装着．

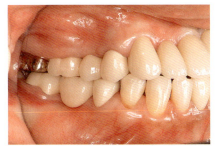
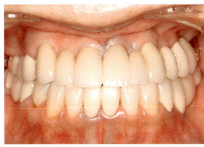
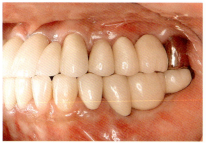
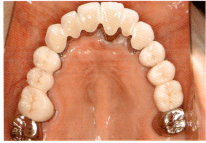
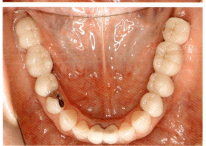

図9n　治療終了時の口腔内写真．アクティブオメガループを利用することによって，|2欠損部のスペースと反対咬合の改善をすることができた．

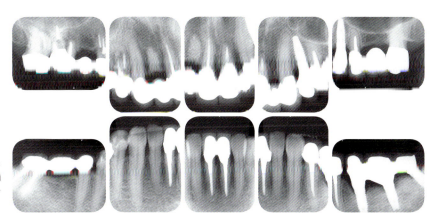

図9o　治療終了時のデンタルエックス線写真10枚法．上顎は3セグメントに補綴を分割するために，|4部にインプラントを埋入した．

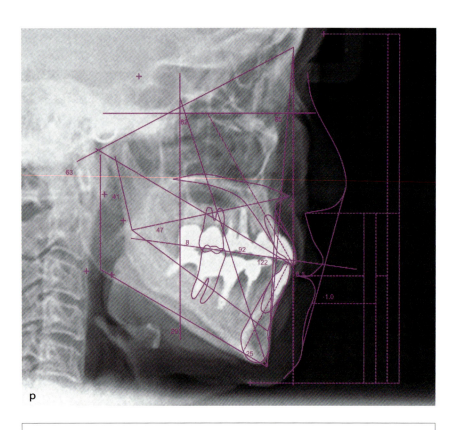

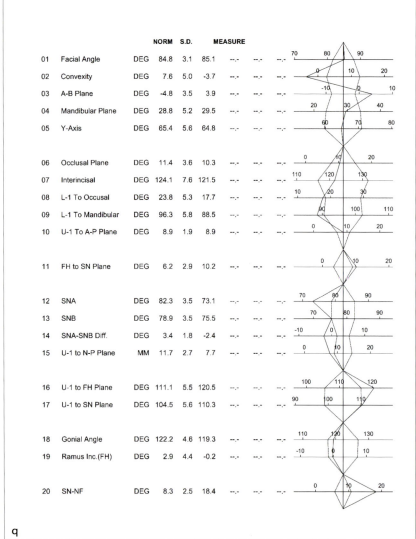

図 9 p, q　治療終了後のセファロ分析. 骨格性Ⅲ級であったため, 上顎前歯の唇側傾斜はやむを得なかったが, E-Line と口唇の関係も良好となった.

4．総合的治療の中の矯正治療の応用

## 5 歯周病治療の中での矯正治療

患者：55歳，男性．
主訴：左下の歯がグラグラする．

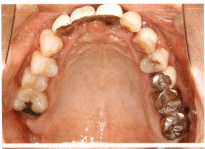
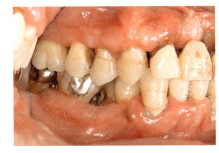
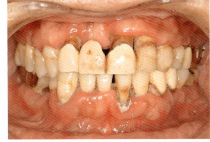
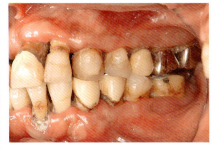
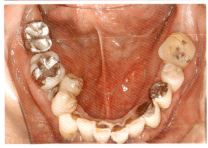

図10a 初診時の口腔内写真．全顎的に歯石沈着と歯肉の腫脹が顕著に見られ，重度の歯周病に罹患している．上顎前歯部の歯肉退縮が著しく，下顎前歯部の叢生と歯肉退縮より，唇側へとフレアーアウトしたと考えられる．そこでまず歯周治療，根管治療後に骨縁下欠損の改善と左右対称なアーチを構築するために矯正治療を計画した．

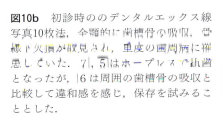
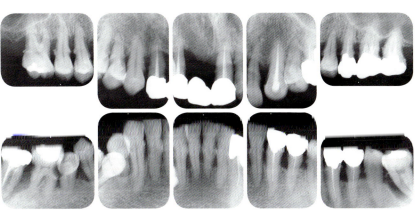

図10b 初診時ののデンタルエックス線写真10枚法．全顎的に歯槽骨の吸収，骨縁下欠損が散見され，重度の歯周病に罹患していた．7⏌,⎿5はホープレスで抜歯となったが，⎿6は周囲の歯槽骨の吸収と比較して違和感を感じ，保存を試みることとした．

105

## ☞ 実際の矯正治療の手順

①歯周基本治療，根管治療．

② DBS（Direct bonding system）によるブラケットの装着．

③0.014インチ NiTi ワイヤーによるレベリング，フレアーアウト防止のため，遠心端をシンチバック．

④0.016インチ NiTi ワイヤーによるレベリング，上顎前歯部挺出のためのブラケットハイトの変更．

⑤左側の咬合支持獲得後，下顎前歯部のレベリング，上顎との調和を図る．

⑥下顎は上顎と同様のステップでレベリング後，0.016×0.022インチステンレススチールワイヤーにバーティカルループを組み込み，さらにリンガルボタンとパワーチェーンで，捻転の強い $\overline{5}$ の積極的な改善を図る．

⑦上顎はある程度挺出にて歯槽骨がついてきたら，0.016×0.022インチワイヤーにオメガループ（ストップループ）とファーストオーダーベンドを組み込み，フレアーアウトの改善と歯のポジションの微調整．

## ココがポイント！ POINT

①歯周病罹患症例の場合，炎症のコントロールができてから矯正治療に着手する．

②骨縁下欠損などが存在する場合，ポケットの深さに応じてブラケットハイト（高さ）を変更する．

③可能な限り，弱くて持続的な力がかかるように，フレキシブルなワイヤーで，デンタルエックス線写真などで観察しながら移動する．

④積極的な捻転の改善にはループを使用．

4. 総合的治療の中の矯正治療の応用

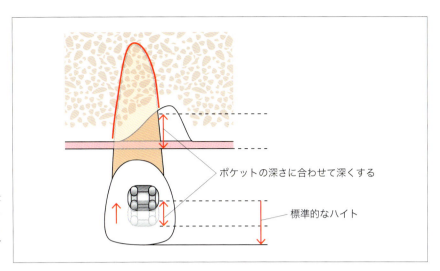

**図11a** 骨縁下欠損などの改善を行いたい場合，通常のブラケットハイトよりもポケットの深さ分深めにブラケットハイトを設定する（フォースドエラプションテクニック）．

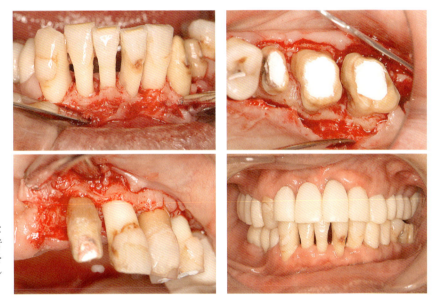

**図11b** まず歯周基本治療，根管治療など歯を支持している治療を優先的に行い，必要な部位に対して歯周外科処置を行った．その後，テンポラリークラウンを装着し，矯正治療を開始した．

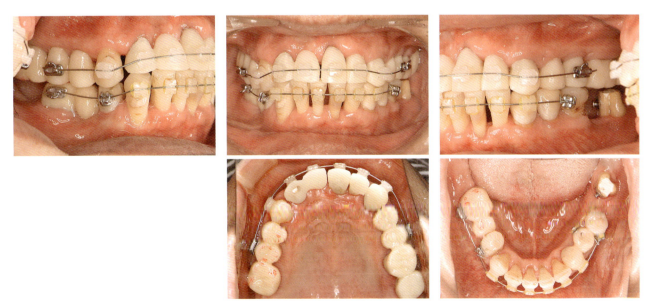

**図11c** 上顎は主に前歯部の挺出を目的としたため，臼歯部はテンポラリークラウンを連結し，それを固定源として，前歯部の挺出のみ行った．下顎は上顎的なアーチの改善と0のアップバイト，クラウディングの改善を目的に歯牙移動を行うこととした．まず0.014インチNiTiラウンドワイヤーにて初期のレベリングを行った．5は約45°ほど捻転していたため，同歯と隣在歯舌側にリンガルボタンを接着し，パワーチェーンで牽引を開始した．

107

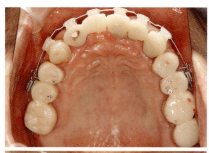
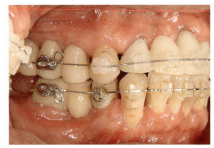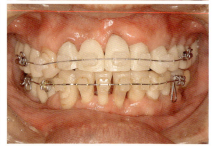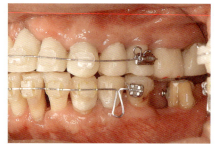
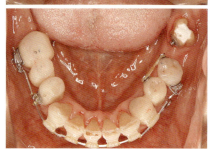

**図11d** 上顎前歯は，エックス線撮影を行い確認しながら，ラウンドワイヤーで弱い力をかけながら緩徐な挺出を行った．その際，下顎前歯と干渉を起こしてくるため，そのつどクリアランスを確保しながら挺出を行った．下顎はレベリングを終了したのちに，レクトアンギュラーワイヤーに交換し，ローテーションの残っている⎿5はパワーチェーンによる牽引に加えて，バーティカルループを組み込み，積極的なローテーションの改善を図った．

### ココがポイント！ POINT 歯周病治療の中での矯正治療のポイント

上顎前歯部の歯槽骨の吸収が顕著であるため，骨縁下欠損を挺出によって改善することが大きな目的であるので，ワイヤーの力を過度にかけずに，徐々に挺出を行い，歯槽骨がある程度ついてきているか，歯槽骨内に植立している歯根長などをこまめにデンタルエックス線写真で確認しながら行うことがポイントとなる．

下顎はアライメントが主目的であるため，通常の矯正治療と同様に行うが，ローテーションが取れにくい場合などは舌側から補助的にパワーチェーンで牽引する，ワイヤーをサイズダウンする，ブラケットポジションをローテーションしている側に再装着する，ループを使用するなどの対応策を組み合わせると改善が早い場合がある．

4．総合的治療の中の矯正治療の応用

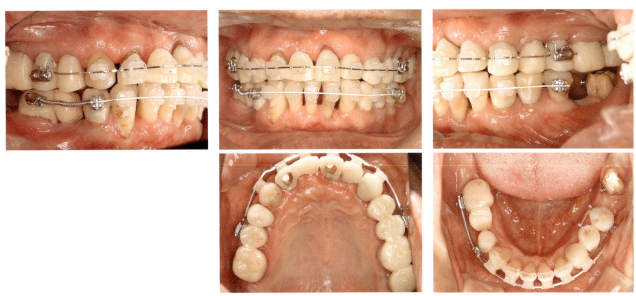

**図11e** 動的治療期間9か月．上顎前歯，特に`|1`は歯槽骨に植立している歯根長がきわめて短かったため，歯槽骨レベルを見ながら，ブラケットハイトの修正を行いながら，0.016×0.022インチレクトアンギュラーワイヤーにステップベンドを，バッカルチューブ近心にはタイバックループを約0.5mm前方に組み込み，タイバックを行うことで唇側へのフレアーアウトの改善と，挺出を継続した．下顎は`6|`の整直と`5|`の近遠心的歯冠幅径の確保を目的に，オープンコイルスプリングを約1.5倍の長さで挿入し，`6|`の遠心移動を行った．

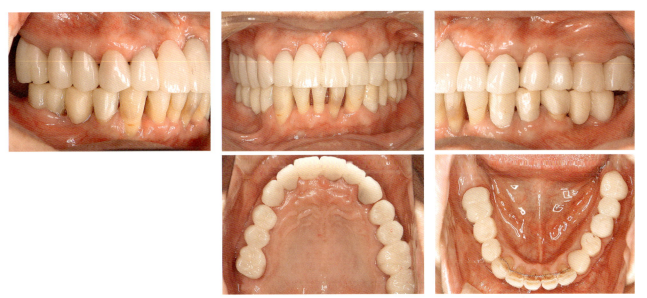

**図11f** 動的治療終了後，プロビジョナルレストレーションを装着．`|1`の挺出量に限界があったため，`1|1`の歯頸ラインがやや高位とならざるを得なかったが，プラークコントロールしやすい環境は整えることができた．

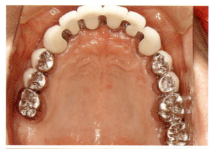
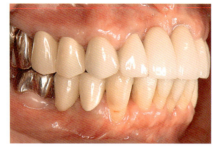
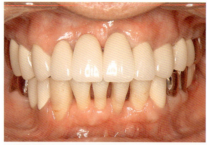
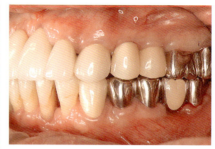
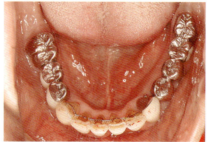

**図11g** 治療終了時の口腔内写真．スプリントなどを使用して顎位を模索したが現在の位置からの変化がなく，患者の顎関節症状などもなかったため，当面の顎位で補綴を行った．患者のセルフプラークコントロールも良好となった．

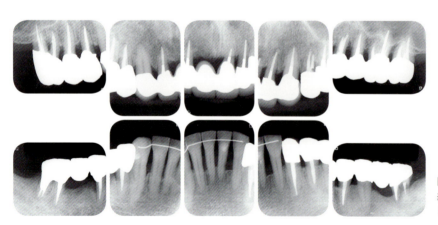

**図11h** 治療終了時のデンタルエックス線写真10枚法．上顎前歯部の骨縁下欠損は改善傾向にある．

4. 総合的治療の中の矯正治療の応用

## 6　咬合崩壊に対する歯列弓の改善

患者：51歳，女性．
主訴：右上がグラグラして噛めない．

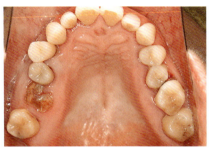
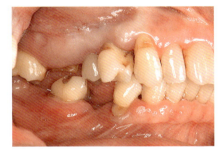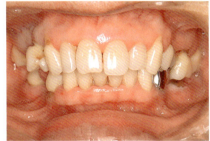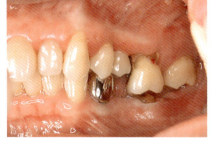
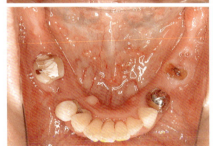

**図12a**　初診時の口腔内写真．臼歯部は歯周病とう蝕により咬合支持は左側第一小臼歯のみとなっており，臼歯部咬合崩壊の様相を呈している．|67 の挺出が顕著にみられ，下顎顎堤付近にまで及んでいた．4| は近心傾斜しており，対合歯である |4 は頬側に転位しており病的歯牙移動（Pathological tooth migration）を引き起こしていた．下顎前歯は臼歯部咬合支持の喪失により，ややフレアーアウトしていた．そこでインプラントによる咬合の再構築と，歯軸と咬合の改善，および骨縁下欠損の改善を目的とした矯正治療を計画した．

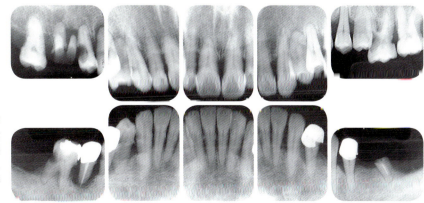

**図12b**　初診時のデンタルエックス線写真10枚法．上下顎前歯部は水平性骨吸収を起こしていた．654|，|5|6 は保存不可能であると判断し抜歯を行った．4| に大きなう蝕と咬合崩壊による近心傾斜がみられた．

111

## 👉 実際の矯正治療の手順

①根管治療，歯周治療．

②骨縁下欠損を改善したい $\overline{4}$ , $\overline{4|}$ はポケットデプスに応じて深めに，その他は標準的なブラケットポジションとする．

③上顎は0.014インチステンレススチールワイヤーによるレベリング．

④0.016インチステンレススチールワイヤーによるレベリング．

⑤0.016×0.022インチステンレススチールワイヤーによる高度なレベリング．

⑥下顎は骨縁下欠損が存在するため0.016インチ NiTi ワイヤーにより緩徐な挺出とレベリング後に角ワイヤーにオメガループ（ストップループ）を組み込み，タイバックを行い，フレアーアウトの改善．

### ココがポイント！ POINT

①右側のインプラントは顎位の変化に応じて，ブラケットハイトを変更し，アーチワイヤーを咬合平面の平坦化の目安とする．

②骨縁下欠損などが存在する部位は，ポケットの深さに応じてブラケットハイト（高さ）を変更する．

③左上臼歯部の捻転の積極的な改善のため，リンガルボタンとループを併用．

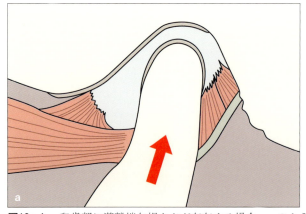 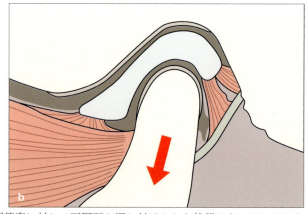

**図13a, b** 臼歯部に遊離端欠損などが存在する場合，a のように関節窩に対して下顎頭が押し付けられた状態になっていることが多い．このような症例では，臼歯部に咬合支持ができることにより圧迫を受けていた下顎頭が，周囲の靱帯や筋肉などが弛緩することで，臼歯部の咬合高径が回復する場合が多い（b）．

4. 総合的治療の中の矯正治療の応用

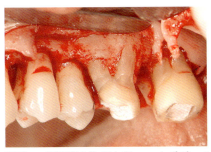 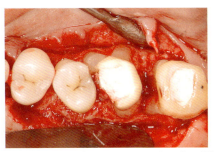 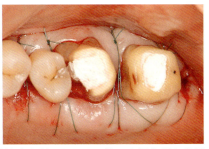

**図13c** 歯周基本治療を行い，まずデンチャースペースを確保するために大臼歯の根管治療を行った．その後，上顎左側臼歯部に対して起炎因子の除去を目的とした歯周外科を行った．その際，のちの顎位の変化や，根分岐部が近接していたことを理由に，臨床歯冠長延長術は行わなかった．

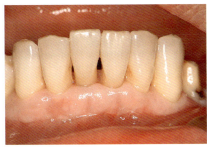 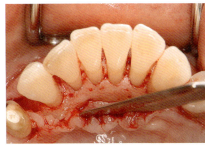 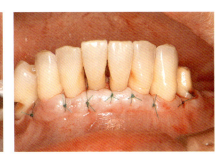

**図13d** さらに必要な部位に対する歯周外科を行った．

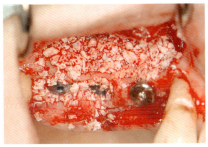 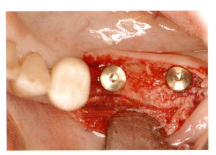 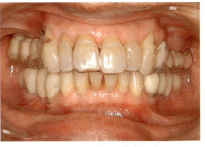

**図13e** 歯周外科と並行して，早期の臼歯部の咬合支持を目的にインプラントを埋入，スプリントによる顎位の模索を行った．

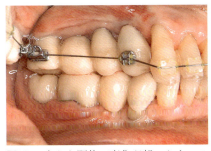 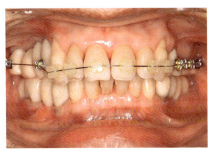 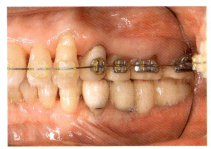

**図13f** 大きな顎位の変化が起こらないことを確認して，まず，上顎から0.016インチNiTiワイヤーにてレベリングを開始した．上顎は主に左側臼歯部の捻転の改善と，上顎前歯部の若干のレベリングにとどめた．右側下顎臼歯部のインプラントのテンポラリーアバットメントに近遠心のスロットハイトなブラケットを装着し，それらを判断し，アーチワイヤーで咬合平面の不揃いを診査し，適宜ブラケットポジションを変更しながら咬合平面の是正を目指した．また，臼歯部の咬合支持が確保されることにより，コンプレッションを受けた顎関節の上方への圧迫がリリースされ，臼歯部の咬合高径が増加することがあるため，そのつど即時重合レジンにて咬合面添加を行っていった．

113

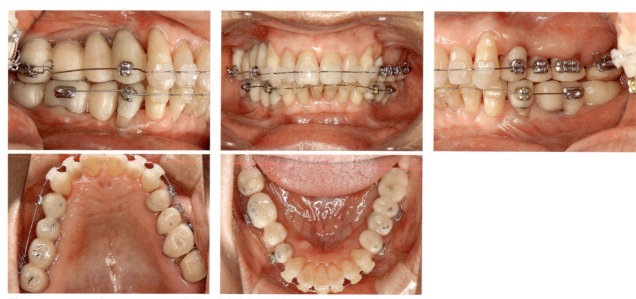

図13g　レベリングにともなって臼歯部の咬合高径が増加してきたため，咬合平面が合うように即時重合レジンを盛り足しながら，インプラント部のブラケットハイトを変更していった．その後，下顎は骨欠損が存在する部位以外は通常のブラケットポジションにブラケットを装着し，0.014インチNiTiワイヤーにてレベリングを開始した．4┘には骨縁下欠損が存在したため，ブラケットハイトはやや深めに設定した．

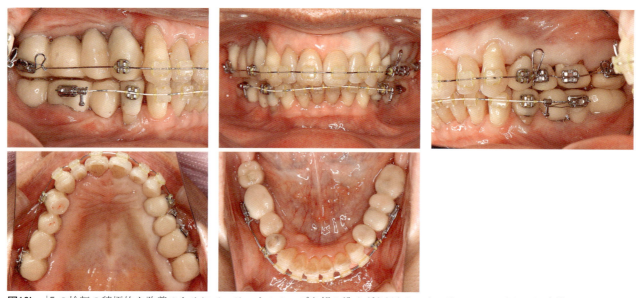

図13h　┌5の捻転の積極的な改善のためにバーティカルループを組み込んだ0.016インチステンレスワイヤーに交換し，レベリングを継続した．上顎左側小臼歯部の捻転の積極的な改善のためバーティカルループを組み込んだ．治療の進行につれて，逐次，臼歯部の咬合接触が甘くなってきたため，そのつど即時重合レジンの築盛と上顎右側インプラント部のブラケットハイトの修正を行った．下顎は0.016×0.022インチNiTiワイヤーにてさらなるレベリングと下顎前歯の舌側傾斜を行うために，クリンパブルフックを装着し遠心にタイバックを行った．

4．総合的治療の中の矯正治療の応用

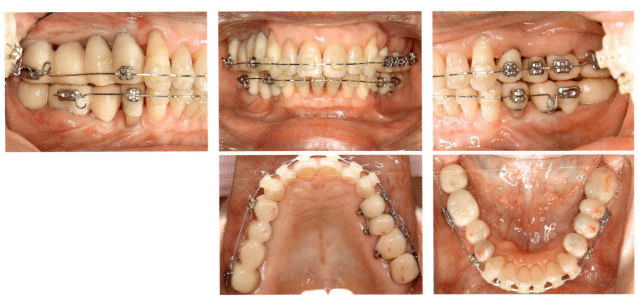

図13i　動的治療期間7か月．動的治療終了直前の状態．この時点でおおむね，右側上顎臼歯部は，築盛とブラケットハイトを修正し咬合平面が平坦化してきている．

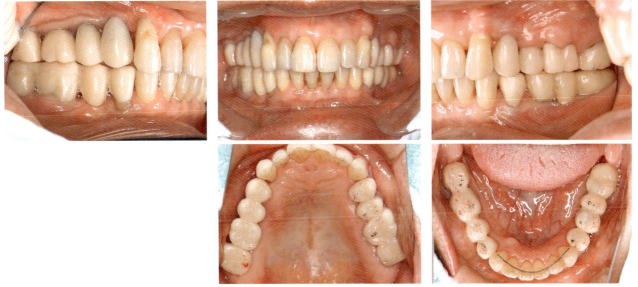

図13j　動的治療終了後，プロビジョナルレストレーションを装着し，咬合のバランスのチェックを行った．

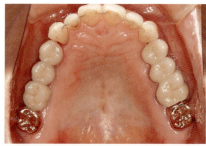
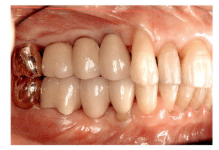
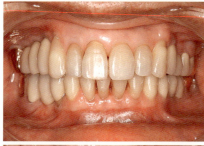
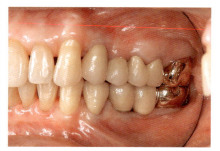
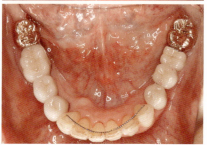

**図13k** 治療終了時の口腔内写真．臼歯部咬合高径の増加が認められる．上顎前歯部は，あと戻り防止を目的に隣接面を削除し，ワイヤーを埋め込み，コンポジットレジンにて固定した．下顎前歯はツイステッドワイヤーにて固定を行った．

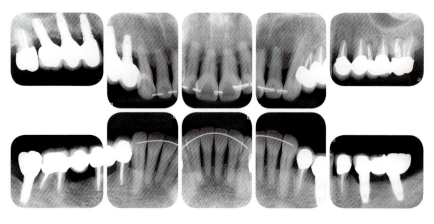

**図13l** 治療終了時のデンタルエックス線写真10枚法．⌊4，4⌉の骨縁下欠損は挺出することにより改善した．

4．総合的治療の中の矯正治療の応用

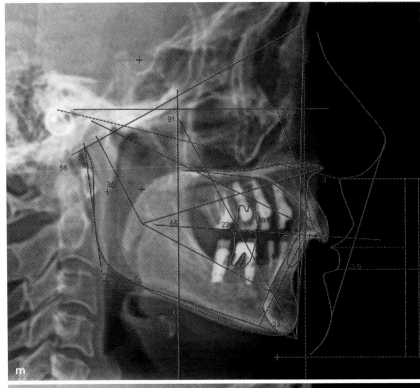

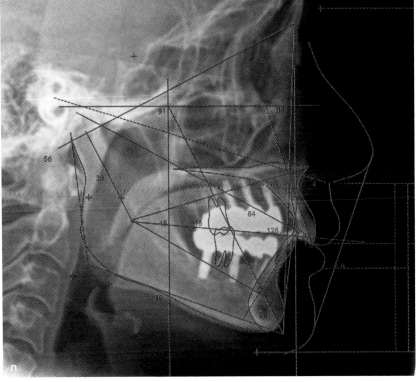

**図13m, n** 矯正治療前（m）と治療終了時（n）のセファロ分析では，Lower facial height の変化がほとんど見られなかった．このことから前述したように，臼歯部の咬合支持の獲得により，顎関節のコンプレッションが緩和され，臼歯部の咬合高径が増加したのではないかと考えている．

# Summary

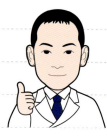

- ●総合治療の中の矯正治療は，まず歯周組織の安定を図ってから1歯ずつの移動を行う際は，クリンパブルフックとパワーチェーンを利用する．

- ●反対咬合の改善には，アクティブオメガループを利用する．

- ●骨縁下欠損などを改善する場合，ポケットの深さを考慮してブラケットポジションを決定する．

- ●遊離端欠損など，咬合支持が失われている症例では，顎位などの変化に注意しながら適宜調整を行う．

# CHAPTER
# 5

# 本格矯正治療に
# チャレンジしよう

▶全顎的にマルチブラケット法を用いた歯のアライメントができるように経験
　を積んだら，次はすべてが天然歯の場合の，比較的難易度の低いとされる本
　格矯正治療にチャレンジしてみよう．

　どのような症例が最初に取り組みやすいかについては，CHAPTER2 を参照さ
　れたいが，叢生が軽度の Angle Ⅰ級の不正咬合や狭窄歯列弓などが取り組み
　やすいのではないだろうか．

　アライメントのみで目的を達成できる補綴前提の矯正治療と比較して，本格
　矯正治療は若干治療のエッセンスが多い．

　本章では，主にエッジワイズ法による，本格矯正治療の考え方や，実際の症
　例での治療手順などを考えてみたい．

# 1 本格矯正治療にとり組む前に

## 1 まずは診断から

　CHAPTER 2 でも言及したように，症例の難易度をまず見極め，難易度の低いものから着手すると，本格矯正治療の感覚をつかみやすい．つまり，骨格的に異常のない，アーチレングスディスクレパンシーが大きくない症例が手をつけやすいと考えている．

　なお，診断には，CHAPTER 1 で述べたようにさまざまな資料が必要であることはいうまでもない．

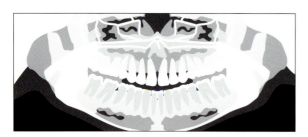
パノラマエックス線写真

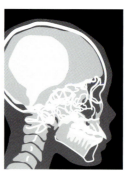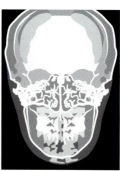
セファログラム

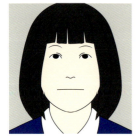
顔貌写真

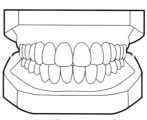
スタディーモデル

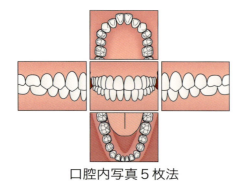
口腔内写真5枚法

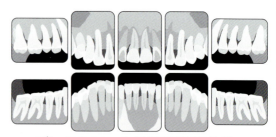
デンタルエックス線写真10枚法

## 2 基本的な治療目標は大臼歯と犬歯のⅠ級関係の確立と緊密な咬合

　矯正治療の目的は，大臼歯と犬歯がⅠ級関係になり，理想的な咬合関係を構築することである．

　以前の Angle の考え方では，上顎大臼歯を不動のものとして考えられていたため，下顎の歯列を上顎に合わせるような手法がとられていたが，現在では，下顎位の変化によりⅠ級関係を確立できる場合もあるため，まず上顎のレベリングを行い，顎位の変化を観察しながら下顎を配列するような場合もある．


## 3 矯正治療のキーはブラケットポジショニング

　ブラケットポジションは，矯正治療の成功にもっともかかわる重要な要素である．可能であれば治療開始時にブラケットを装着する際にできるだけ正確な位置にポジショニングすることが第一歩となるが，現実的には歯冠長が不足しているために，対合歯と干渉したりすることも多い．そのような場合は，ある程度妥協的にポジショニングをしなければならないため，治療の進行と並行して，ブラケットポジションをつねに確認し，そのつど変更することも必要となる．

　標準的なブラケットポジションは CHAPTER 3 を参照されたいが，本格矯正治療の場合，術者が意図した歯の移動が思うように起こってこない原因の多くはブラケットポジションに問題があるため，来院ごとにつねにブラケットポジションと現在の歯の位置をよく観察し，必要があればポジションを修正する必要がある．


## 4 レベリングを急がない

　レベリングは矯正治療の重要な治療工程であり，ここを急ぐと，のちに角ワイヤーを挿入するのをいたずらに遅らせる原因となったり，ローテーションがとれづらかったり，さまざまな弊害を引き起こす可能性がある．

　レベリングはしっかり行い，のちの治療をスムーズに行うことが，かえって治療期間の短縮につながるのではないかと考えている．

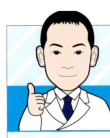

## 全顎矯正治療の流れ

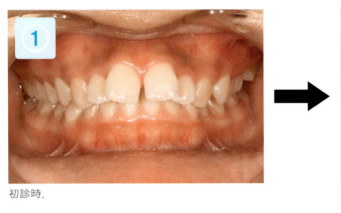

初診時.

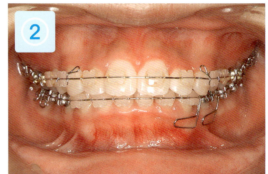

ラウンドワイヤーによるレベリング.

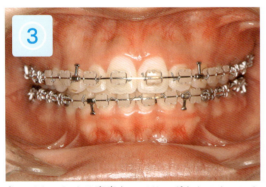

角ワイヤーによる高度なレベリングとトルクコントロール，咬合の緊密化.

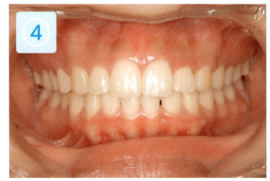

ディボンディング（ブラケットの除去）と保定.

5. 本格矯正治療にチャレンジしよう

## 5 アーチワイヤーのベンディング

エッジワイズ法の最大の特徴は，三次元的に歯を動かすことができる点である．ラウンドワイヤーは2つの平面に対してのベンディングがある．まず一つは，水平面の曲げ，つまり，アーチなどの放物線が，水平面に対して平行なベンディング，もう一つはその面に対して直角方向なベンディングである．

水平的な面に与えられるベンディングを「ファーストオーダーベンド」と呼び，インセットやオフセットがこれにあたる．水平面に対して垂直的な方向に与えられるベンディングを「セカンドオーダーベンド」と呼び，ティップバックベンドなどがこれにあたる．

スクエアワイヤーやレクトアンギュラーワイヤーは断面が四角であるため，水平面と垂直的な面に加えて，ねじれの力をかけるベンディングが可能となる．これが「サードオーダーベンド」と呼ばれ，いわゆる「トルク」である．このトルクは，歯根を唇頰舌的に動かす力となり，これが，角ワイヤーを使用するエッジワイズ法のメリットの一つである．

現在ではストレートワイヤーテクニックが普及し，このようなベンディングの機会は減少してきたが，細かい微調整などが必要な場合や，不測の事態に対応することもできるため，ぜひ覚えておきたい（図1, 2）．

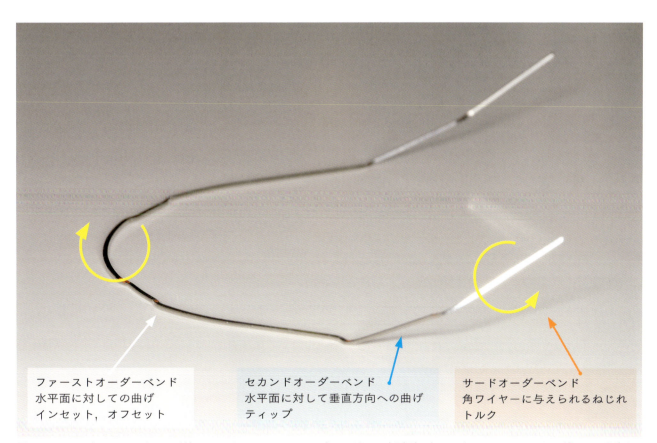

図1　スタンダードエッジワイズ法のアーチワイヤーのベンディングは，水平面に与えられるファーストオーダーベンド（インセット，オフセット，トウインなど），垂直方向に与えられるセカンドオーダーベンド（ティップバックベンド，リバースカーブオブスピーなど），角ワイヤーにねじれを与えるサードオーダーベンド（トルク）で構成されている．これらのベンディングにより，歯を水平的，垂直的，頰舌的に移動することができるのが，エッジワイズ法の特徴である．

### ▶▶アーチワイヤーのベンディングに使用するマテリアル

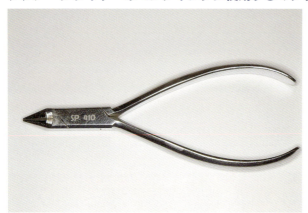

図2a　カッター付きライトワイヤープライヤー．インセットやオフセット，ループなどのベンディングなどに使用（トミーインターナショナル）．

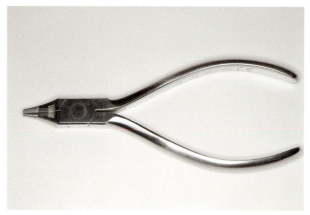

図2b　キムのプライヤー．ライトワイヤープライヤーと使用用途は同じだが，初心者はループを一定に曲げやすい（トミーインターナショナル）．

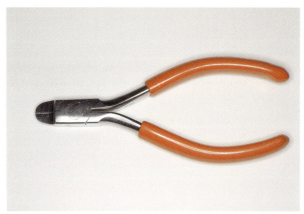

図2c　ツイードアーチベンディングプライヤー．インセットやオフセット，ステップやトルクの付与に使用（トミーインターナショナル）．

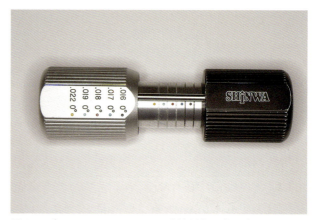

図2d　角ワイヤーのアーチの形状付与に使用（トミーインターナショナル）．

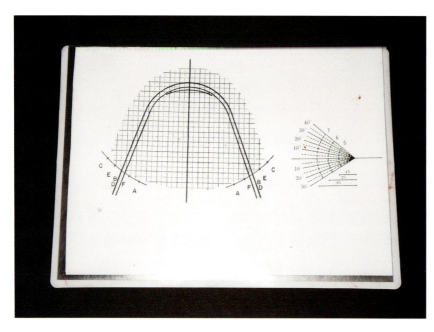

図2e　アーチフォーメーションカード．アーチワイヤーの左右対称性の確認や，ティップバックベンドの角度を調整できるようになっている．また，アイデアルアーチのベンディングにも使用する（青島攻，1997，42ページより引用[5]）．

5. 本格矯正治療にチャレンジしよう

## 6　ファーストオーダーベンド

　アーチワイヤーに対して水平面に与えられるベンディング．CHAPTER 1で言及したように，アイデアルアーチは，咬合面から見て，前歯部では切縁を結んだ線，臼歯部では中心裂溝を結んだ線が連なるように歯が配列されるように形作られる．そのため，アーチワイヤーは，単なる放物線ではなく，それぞれの歯の厚みなどに応じて，インセット（内側），オフセット（外側）カーブなどを付与する必要がある．

　またレベリングの期間は，臼歯部が頬側にフレアーアウトする力が発生するため，その力に拮抗するための内側への曲げ込み（トウイン）を入れる必要がある．本書では抜歯ケースは割愛するが，抜歯ケースなどは，アーチワイヤーによるスペースクローズの際にワイヤーが外に膨らむ傾向があり，トウインを強めに入れる必要がある（図3，4）．

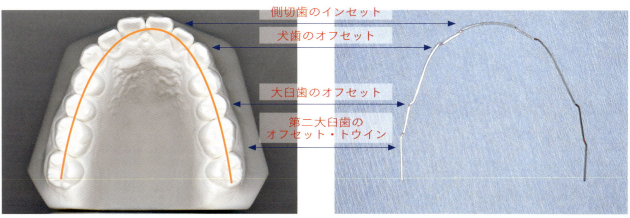

**図3a**　上顎前歯は中切歯，犬歯よりも側切歯の頬舌的幅が小さいため，切縁ラインをそろえるためには，側切歯がやや口蓋側に位置するようにしなければならない．そのため，ワイヤーにインセットを組み込む必要がある．同様に，小臼歯と大臼歯の頬舌的幅の違いのため，中心裂溝を結んだ線を一致させるために，大臼歯にオフセットを組み込む必要がある．レベリングにより，頬側に膨らみやすいため，大臼歯部にはその力を相殺するために舌側方向へベンディングの量を増やすこともある（トウイン）．

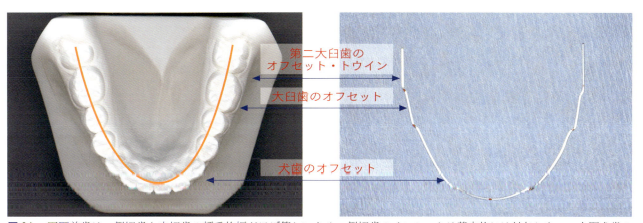

**図3b**　下顎前歯は，側切歯と中切歯の頬舌的幅がほぼ等しいため，側切歯のインセットは基本的には付与しない．上顎犬歯のオフセットは頬舌的幅が広いため，ややカーブを付与するが，下顎犬歯は頬舌的幅が大きくないため，カーブは付与せず，オフセットのみとする．臼歯部は上顎と同様のベンディングを行う．

125

### ▶▶ファーストオーダーベンド（インセット，オフセット）のベンディング

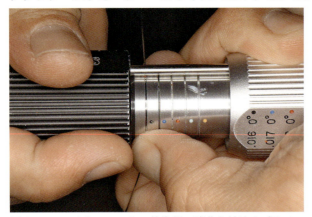

図 4 a　アーチターレットで前歯部の湾曲を付けるプリアーチドフォームの場合は必要ない．

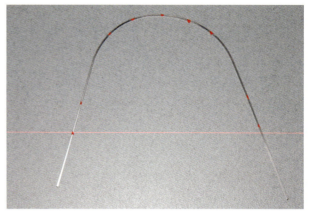

図 4 b　上顎は中切歯と側切歯間，側切歯と犬歯間，第二小臼歯と第一大臼歯間，第一大臼歯と第二大臼歯間にマークする．下顎は側切歯のインセットがないため，側切歯と犬歯間，第二小臼歯と第一大臼歯間，第一大臼歯と第二大臼歯間にマークする．

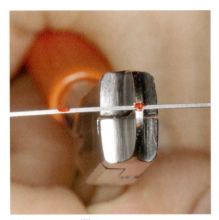

図 4 c　6，7 間をツイードアーチベンディングプライヤーで把持．

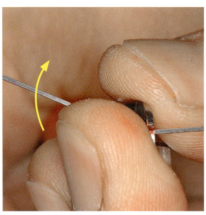

図 4 d　人差し指で約15°ほど曲げる．

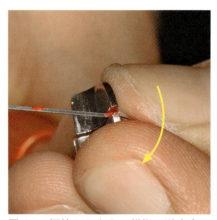

図 4 e　把持したまま，親指で逆方向に約15°ほど曲げる．

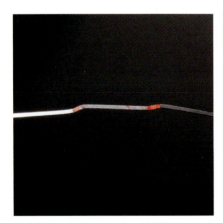

図 4 f　このようにステップが付く．これを 5，6 間にも同様に行う．

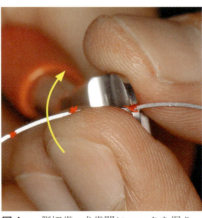

図 4 g　側切歯 - 犬歯間にマークを握り，まず臼歯部のオフセットと同様に術者側に曲げる．

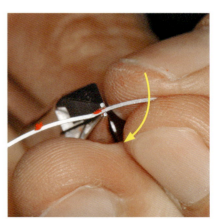

図 4 h　把持したまま親指でわずかに内側に曲げる．

# 5. 本格矯正治療にチャレンジしよう

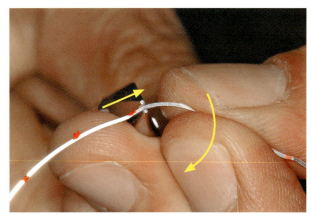

図4i 犬歯は厚みがあるため,曲げたところからプライヤーを少しずらして,プライヤーから少し離れた部分を指で把持してカーブを付与する.

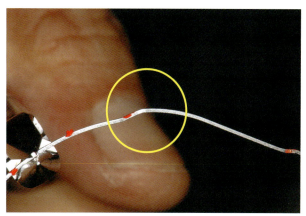

図4j カーブが付いたところ.下顎の側切歯犬歯間はこの操作は行わずに臼歯部と同様にオフセットを付与する.

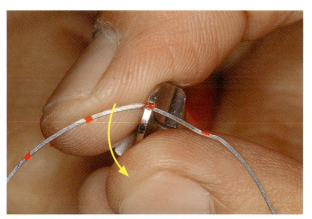

図4k 中切歯-側切歯間のマークを握り,オフセットとは逆に,親指でアーチに対して内側に曲げる.

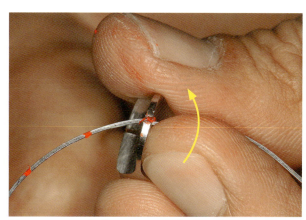

図4l そのまま把持したまま,人差し指で外側に曲げる.

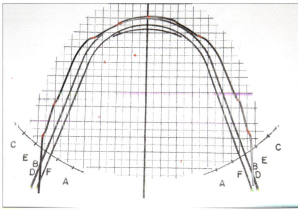

図4m 反対側も同様にインセット,オフセットをベンディングし,アーチフォーメーションカードで左右対称となるように微調整を行う.

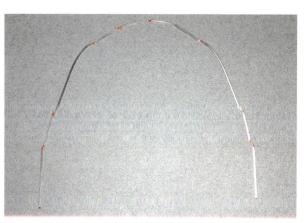

図4n 最終的なアーチの大きさは模型などを利用して決定する.

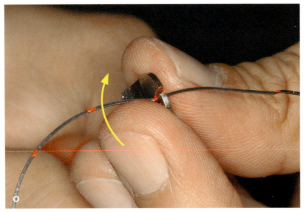
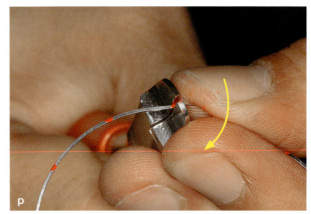

図 4 o, p　下顎はケイナインカーブは付与しない場合が多いため，大臼歯のオフセットと同様の操作を行う．上顎と同様に，臼歯部にもオフセットとトウイン（内側への曲げ）を与える．

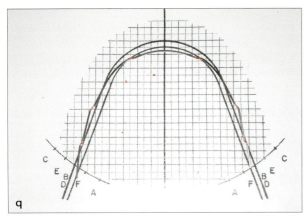
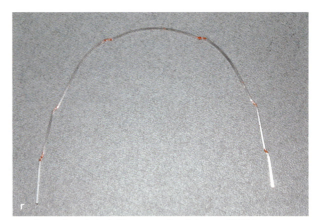

図 4 q, r　下顎はアーチフォーメーションカードの内側，前歯部のカーブのみもっとも内側のカーブに合わせて確認する．

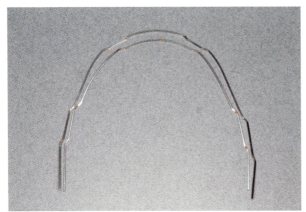

図 4 s　上下顎のアイデアルアーチワイヤーの coordination（上下のアーチワイヤーの調和の確認）を行い，最終的なチェックを行う．

## ココが ヒント！ HINT

インセット，オフセットを曲げる時，プライヤーとワイヤーを直角に把持し，平面になるように曲げる．平坦なところにワイヤーを置いた時，浮き上がりがある場合は，ぴったり平坦となるように修正する．

## 7 セカンドオーダーベンド

アーチワイヤーに対して垂直面に与えられるベンディング．臼歯部を遠心へと傾斜(ティップ)させることにより，スピーの湾曲を平坦化したり，遠心への移動により，叢生改善のためのスペースを増やしたり，スピーの湾曲の平坦化に役立つ．主にティップバックベンドが用いられることが多い．

Angle II級の特徴である，強いスピーの湾曲の平坦化や，被蓋を浅くするための，前歯部の圧下が必要となるため，ティップバックベンドを強く入れることで改善を図る．またII級ゴムを使用する際に，下顎臼歯部を遠心傾斜させることにより，顎間ゴムを使用する際の抵抗となるようにする(準備固定という)(図5)．

また，開咬や，咬合平面角が大きいような症例では，ティップバックベンドを強く入れることで，臼歯部を圧下させながら大臼歯を整直させ，咬合平面角を小さくすることができる．しかし，この際，前歯部への圧下の力が同時に生じるため，顎間ゴムを使用して，その力を打ち消す必要があり，患者の協力度がつねに重要となる．

治療の進行にともなって，ティップバックベンドを付与している大臼歯の咬合が甘くなるため，最終段階に近づくに従って，ティップバックベンドの量を減少させ，プレーンな(垂直的な曲げがないフラットな状態)アーチに戻しながら咬合を適合させていく必要がある(図6)．

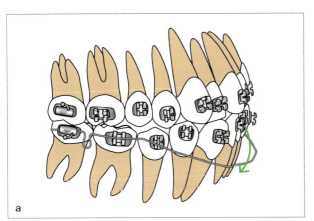

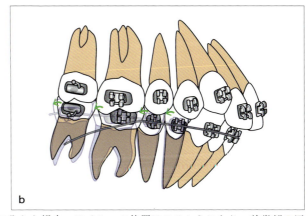

**図5 a, b** ティップバックベンドを入れたワイヤーを臼歯部のみに入れた場合，ワイヤーの位置はこのようになり，前歯部の圧下の力がかかる．逆に，前歯部のみにワイヤーを入れた場合，臼歯部の圧下をともなう遠心傾斜の力が生じる．その結果，スピーの湾曲が平坦化する力が加わる．

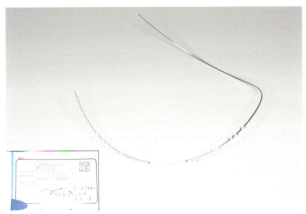

**図5 c** 前歯部の被蓋がかなり深い場合や，スピーの湾曲が強い場合，このような形状のワイヤーを使用すると効果的である(写真はオーソノルリバースベクター「0.016インチ JM ortho」より)．

### ココがヒント！ HINT

ディープバイトなど被蓋が深く，スピーの湾曲が強い場合，レベリングにリバースカーブオブスピーの強く入ったニッケルチタンワイヤを用いることも多い．このワイヤーでティップバックベンドと同様の効果を得ることができる．

## ▶▶セカンドオーダーベンド（ティップバックベンド）のベンディング

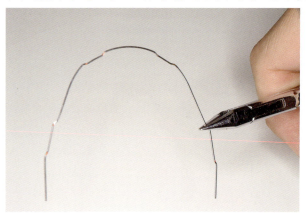

図6a　ファーストオーダーベンド終了後，第一大臼歯近心をプライヤーで掴む．

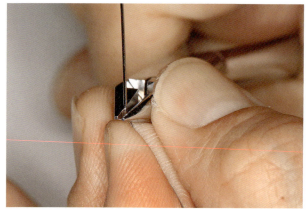

図6b　臼歯部が遠心に傾斜する方向に約15°ほど曲げる．

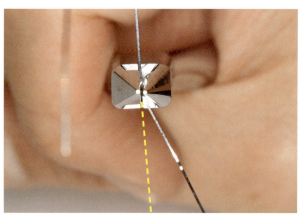

図6c　約15°のティップバックベンドがついた状態．

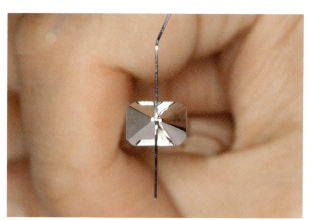

図6d　次に第二大臼歯近心のオフセットの箇所を掴む．

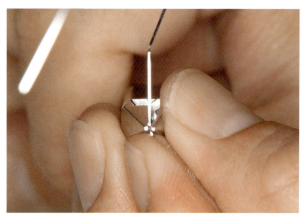

図6e　同様に15°ほど曲げる．

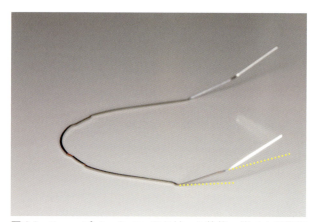

図6f　ティップバックベンドが付いた状態．第二大臼歯部は第一大臼歯の平面からティップバックベンドが入るため，このような形となる．

## 8 サードオーダーベンド

　ワイヤーにねじれを入れることで歯冠や歯根に唇頬舌的な動きを与える．これは，角ワイヤーのみにしか付与できない．ラウンドワイヤーでレベリングをすると，叢生などが改善されるにつれて，大臼歯歯冠は頬側にフレアーアウトする力が加わることになる．しかし，下顎の大臼歯の歯軸の方向は，前頭面から見て，植立している歯槽骨に対して垂直的であることが理想的であるといわれているため，歯軸の修正が必要となる．実際には，角ワイヤーに歯冠が舌側に回転するように角ワイヤーにトルク（ねじれ）を与え，歯槽骨内の歯冠を舌側に，歯根を頬側に振ることで，歯軸の改善を行う．これをクラウンリンガルトルク（バッカルルートトルク）という（図7～11）．

　また，前歯部を舌側に移動する際の舌側への傾斜移動を歯体移動に近づけるために，歯冠を唇側に，歯根を舌側に回転させるような動きを与える．これをラビアルクラウントルク（リンガルルートトルク）という．

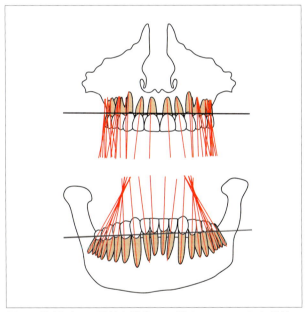

図7　前頭面から歯軸を観察した場合，このような歯軸の傾斜をしている（中島榮一郎，槇　宏太郎，2012より引用改変[32]）．

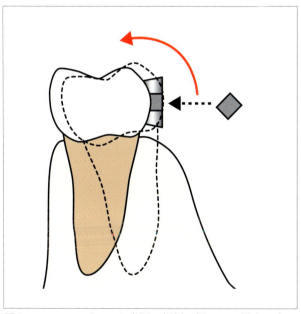

図8　レベリングにより歯冠が頬側に振られる場合が多いため，歯冠と歯根を回転させることで適正な歯軸に修正する必要がある．

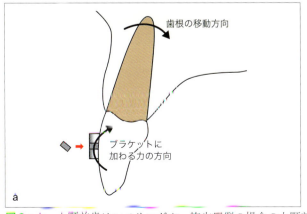

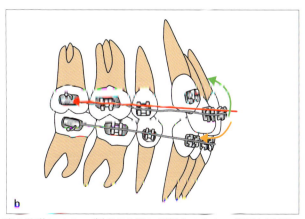

図9 a，b　上顎前歯はレベリングや，抜歯症例の場合の上顎前歯の遠心移動により，歯冠が舌側に傾斜するため，歯冠を唇側に傾斜させ，歯根を口蓋側に振る必要がある．そのためのトルクをクラウンラビアルトルクという．

### ▶▶サードオーダーベンド（トルク）のベンディング：臼歯部のクラウンリンガルトルクの入れ方

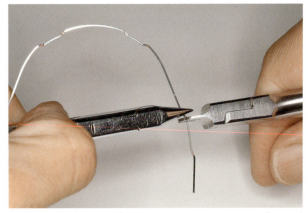

**図10a** 小臼歯と大臼歯の間をツィードアーチベンディングプライヤーで掴み，左手でその手前をプライヤーで掴む．

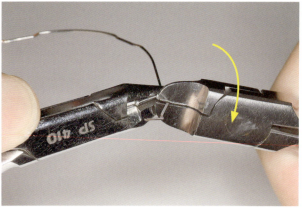

**図10b** ツィードアーチベンディングプライヤーで掴んでいるほうをねじり，25°ほどのトルクを入れる．

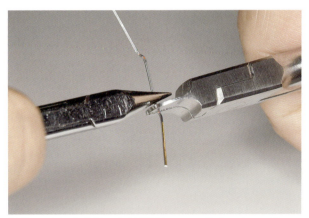

**図10c** 次に大臼歯，大臼歯間をツィードアーチベンディングプライヤーで掴み，同様の操作を行う．

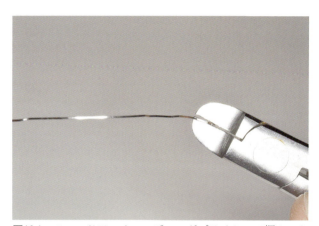

**図10d** ツィードアーチベンディングプライヤーで掴み，トルク量をチェックする．

---

### ココがヒント！ HINT

トルクを入れる際，歯冠をどちらの方向に回転させるかを考えてトルクを与えるが，ワイヤーが咬合面側か歯頸部側のどちらに位置するかをよく確認して入れる．図では歯頸部側が上に来るようにワイヤーを把持しているため，トルクがこの方向の角度になっていることに注意！　これを裏返すと，リンガルクラウントルクとなっている．

5. 本格矯正治療にチャレンジしよう

▶▶サードオーダーベンド（トルク）のベンディング：前歯部のクラウンラビアルトルクの入れ方

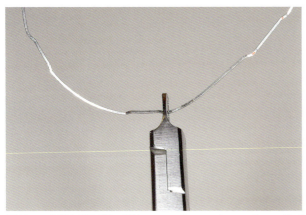

図11a 犬歯と側切歯の間をツィードアーチベンディングプライヤーでつまむ．

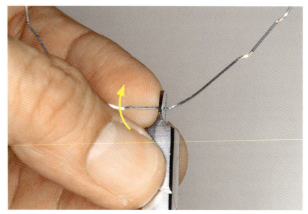

図11b 左手でワイヤーを掴み，左手の人差し指を上方に押し上げるような操作をする．

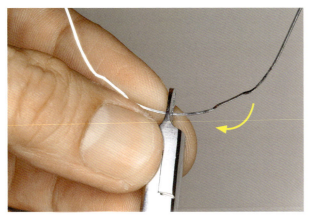

図11c プライヤーを少しずらして同じ操作を行う．

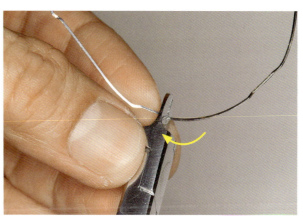

図11d さらに少しずつずらしながら同様の操作を反対側の側切歯，犬歯間まで行う．

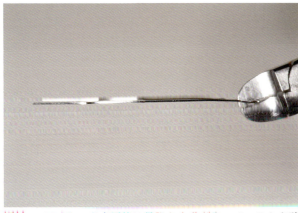

図11e ワイヤーを水平的に見てトルクが入っているかを確認する．

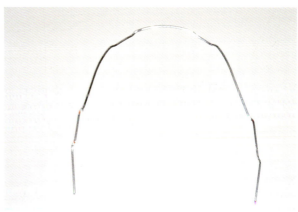

図11f トルクを入れることで，平面がずれるため，水平な面に置いて浮き上がりがないように修正する．

133

## 9 顎間ゴムについて

### 1）顎間ゴムの種類と役割

　顎間ゴムは，全顎的に歯を移動する際に必要不可欠と言っても過言ではない．その役割は，上下顎の咬合を緊密にさせるもの（アップアンドダウンエラスティック，三角ゴム，四角ゴム）や，Angle II 級に使用する II 級ゴム，Angle III 級に使用する III 級ゴム，正中線を合わせるためのゴム（ミッドラインエラスティック），鋏状咬合を改善するための交叉ゴム（クロスエラスティック）などがあり，状況に応じて使用する（**図12**）．

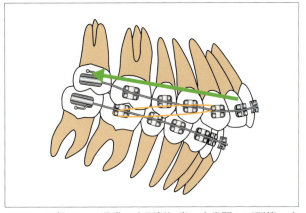

**図12a** II 級ゴム．通常は上顎側切歯，犬歯間と下顎第一大臼歯にかけられる．

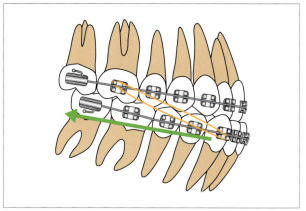

**図12b** III 級ゴム．通常は上顎第一大臼歯と下顎側切歯，犬歯間にかけられる．

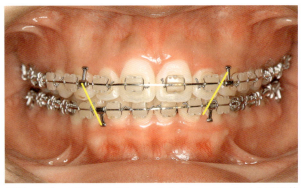

**図12c** アップアンドダウンエラスティック．主に上下顎前歯部に上下的にかけることで，上下顎前歯の咬合の緊密化を行う．

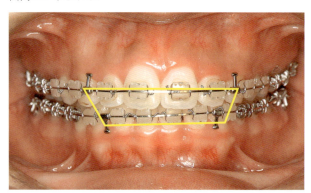

**図12d** 四角ゴム．役割はアップアンドダウンエラスティックと同様だが，広範囲に改善したい場合などに用いることが多い．

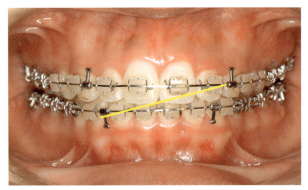

**図12e** ミッドラインエラスティック．上下顎の正中のズレを改善するために用いる．右側に変位している場合は上顎右側から下顎左側にかけて，左側に変位している場合は右側下顎から上顎左側にかけてエラスティックをかける．

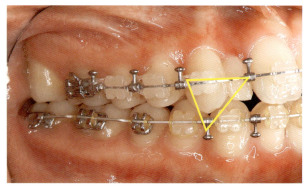

**図12f** 三角ゴム．役割はアップアンドダウンと同様であるが，主に側方歯群の咬合の緊密化に使用することが多い．

## 2）顎間ゴムの種類

　顎間ゴムは，太さや硬さで種類が異なる．その選択は，顎間ゴムの牽引距離などで異なるが，アップアンドダウンエラスティックや，三角ゴムなどは3/16 4オンス，Ⅱ級ゴムやⅢ級ゴム，四角ゴムなど，距離のある場合は1/4 4オンス～6オンスのものを用いる場合が多い（図13）．

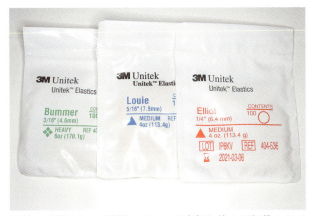

図13a　顎間ゴムの種類．ゴムには直径と強さが記載されている．3倍に伸ばした時の牽引力がオンスで記載されている．1オンス≒28.3グラム．ライト，ミディアム，ヘビーなどで牽引力が異なる．

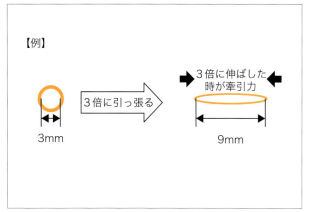

図13b　ゴムの強さは2～3オンス（50～80g）程度が好ましい．エラスティックを掛ける長さを計測し，計測した値を3分の1して使用するエラスティックの径を求め，ゴムを選択する．

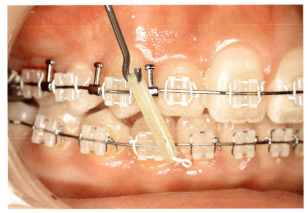

図13c　このように，テンションゲージ（トミーインターナショナル）を使用して，実際の強さを計測して，ゴムを選択することもできる．

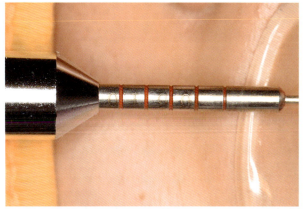

図13d　テンションゲージにはこのように目盛がついており，実測値を計測できる．100g以下のものを選択する．

# 2 本格矯正治療の実際

## 1 コンベンショナルな矯正治療

　現在ではさまざまな矯正治療の方法や装置があり，矯正治療もよりシンプルに行えるようになってきており，軽度の軽度なAngle I 級症例など，容易な症例であれば，複雑なワイヤーベンディングを行うことなく，ある程度の治療結果を得ることも可能となってきている．しかし，ブラケットに組み込まれた数値はあくまでも平均値であり，すべての患者に適応するものではないことを理解すべきであると筆者は考えている．

　つまり，ただ漠然と歯の移動を行うのではなく，基本的には以前から行われているコンベンショナルな矯正治療の理論と実際の方法を理解を深めることで，矯正治療を始めようとお考えの先生方に，治療に対する自信も生まれてくるのではないかと考える．

　そこで，本書ではあえて，スタンダードエッジワイズブラケットと，ワイヤーベンディングを使用する矯正治療の実際を解説したい．ここでの理解は，ストレートワイヤーテクニックやその他の簡素化された矯正治療を行う際にも必ず役に立つ事柄であり，さらにストレートワイヤーテクニックだけでは補えない，細かい微調整などや，トラブルの原因などの理解を深めるのに役に立つのではないかと筆者は考えている（**図14**）．

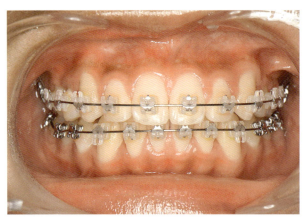

図14a　ストレートワイヤーテクニック．

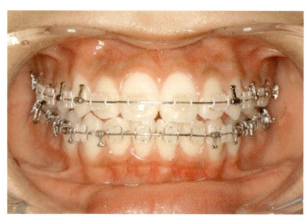

図14b　スタンダードエッジワイズ法．

5. 本格矯正治療にチャレンジしよう

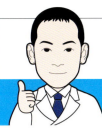

## ストレートワイヤーテクニックとスタンダードエッジワイズ法

### ストレートワイヤーテクニック

**メリット**

- ブラケットにインやアウト，トルクなどが付与されているため，ブラケットポジショニングが容易
- ワイヤーベンディングがほとんど必要ない
- セルフライゲーションブラケットを使用すると，結紮の必要がなく，チェアタイムが短縮できる

### スタンダードエッジワイズ法

**メリット**

- ブラケットポジションを術者が決めるため，細かい微調整が容易
- ベンディングすることでループなどを使用でき，捻転などの改善が早い
- 患者の状況に応じてワイヤーベンディングやブラケットポジションの修正ができ，オーダーメイドの移動が可能

**デメリット**

- ブラケットに付与されているインやアウト，トルクなどがは平均値のため，状況に応じて微調整が必要
- ブラケットにはセカンドオーダーベンドが入っていないため，症例によっては，ブラケットポジションやワイヤーで調整する必要がある
- 仕上げの段階で結局ワイヤーベンディングによる調整が必要となることがある

**デメリット**

- ブラケットポジションを術者が決めるため，ある程度の訓練と経験が必要
- ワイヤーベンディングが必須
- 症例によっては移動のメカニクスを1分理解して行う必要がある

▶▶ **全顎矯正治療の基本的な治療の流れ**

**レベリング**

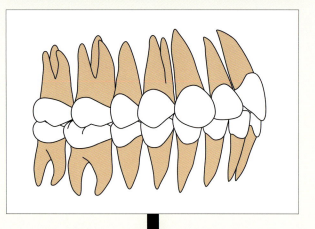

①ラウンドワイヤーによるレベリング（Ⅱ級や，開咬の場合はスピーの湾曲が強い傾向にあるため，ティップバックベンドを強くして，咬合平面の平坦化とアンカレッジプレパレーション，開咬の症例では，臼歯部のアップライトによる咬合平面角の平坦化を図る）．

**使用するワイヤー**
0.014インチ，0.016インチステンレススチールラウンドワイヤーにインセット，オフセット，ティップバックベンドを入れる．
0.016インチプリアーチドフォームニッケルチタンワイヤーでも良い．

**トルクコントロールと咬合の緊密化**

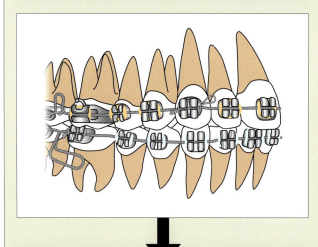

②レクトアンギュラーワイヤーによる高度なレベリングとトルクコントロールと咬合の緊密化．

**使用するワイヤー**
0.016×0.022インチ〜0.017×0.022インチ．
ステンレススチールワイヤーに，ファーストオーダーベンド，セカンドオーダーベンド，サードオーダーベンドを入れる．

臼歯の咬合関係に応じてⅡ級 or Ⅲ級ゴム，
咬合の緊密化に対しては，咬合の甘い部位に
アップアンドダウンエラスティック，三角ゴム，
四角ゴムを併用する．

**さらなる咬合の緊密化と微調整**

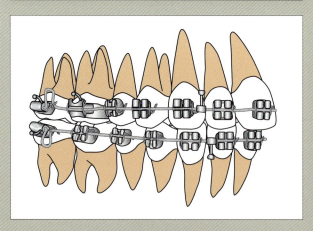

③アイデアルアーチワイヤーによる仕上げとさらなる咬合の緊密化と微調整（ディテイリング）．

**使用するワイヤー**
0.017×0.025インチ〜0.018×0.025インチ．

ステンレススチールワイヤーにファーストオーダーベンドを組み込み，アイデアルアーチワイヤーとする．ティップバックベンドは徐々に弱くして，最終的に臼歯部の咬合を安定させる．

上顎前歯部にクラウンラビアルトルク．上下顎臼歯部にクラウンリンガルトルクを入れる．

**図15** 全顎矯正治療の基本的な治療の流れ（抜歯症例は犬歯の遠心移動と前歯部の一体化が必要だが，ここでは非抜歯症例を前提に）．

5. 本格矯正治療にチャレンジしよう

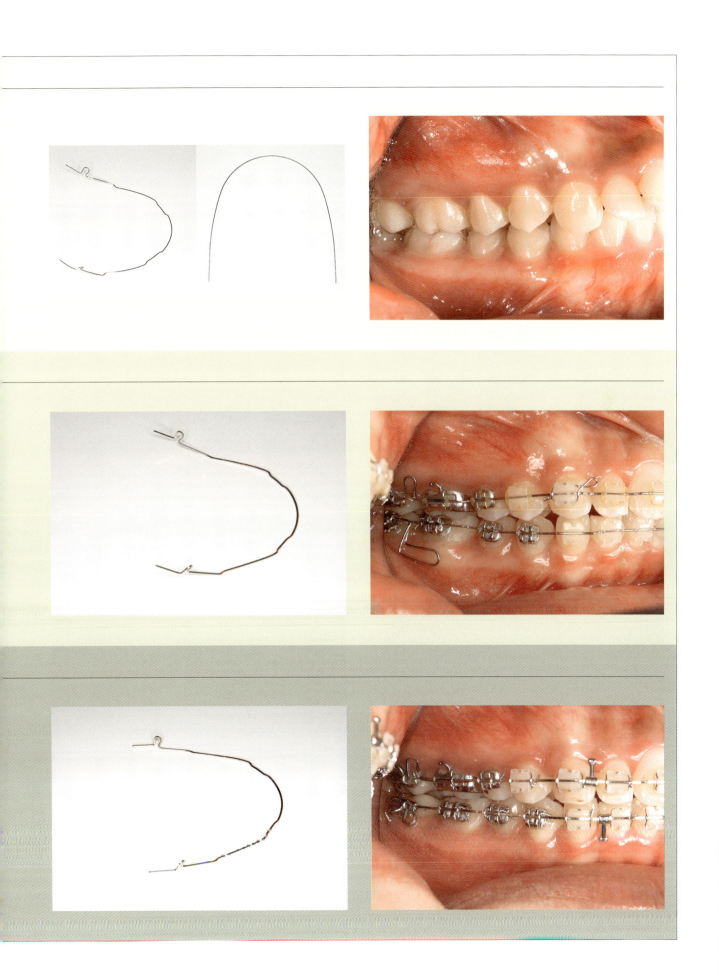

## 2　Angle II級 1類，シザースバイト

患者：15歳，女性．
主訴：出っ歯を治したい．

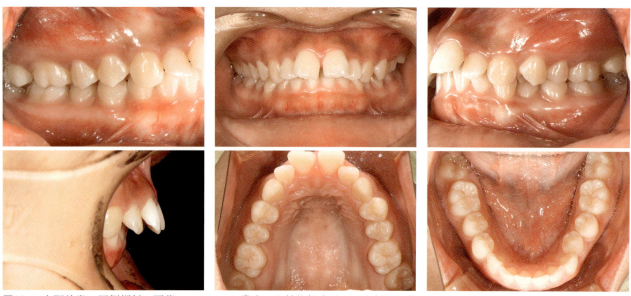

図16a　上顎前歯の唇側傾斜が顕著にみられる．叢生は比較的軽度だが，左側下顎第一小臼歯が舌側転位しており，シザースバイトを呈している．

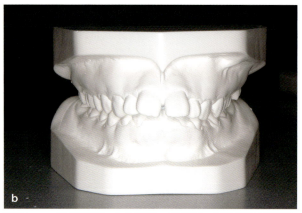

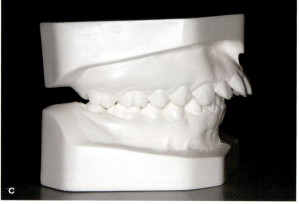

図16b, c　平行模型による評価．臼歯部の舌側傾斜が顕著にみられる．オーバーバイト3mm，オーバージェット6mm．臼歯部の咬合関係は両側Angle II級．

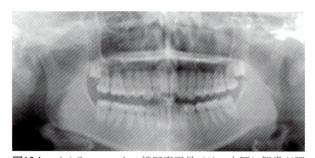

図16d　パノラマエックス線写真所見では，上顎に智歯が認められたが，その他の異常はみられなかった．

### ココがヒント！ HINT

骨格的な不正がないこと，歯槽性の不正であることから，マルチブラケット法による矯正治療を計画した．上顎臼歯部の舌側傾斜が顕著なことから，これらを側方拡大（クワドヘリクスを併用）により，頬舌的にアップライトすることで，上顎前歯部の舌側移動のためのスペースを確保することで，唇側傾斜の改善とオーバージェットの減少が期待できる．

5. 本格矯正治療にチャレンジしよう

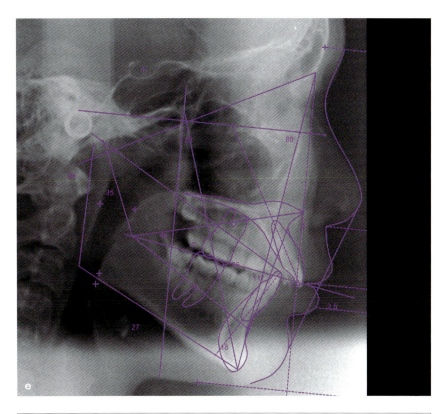

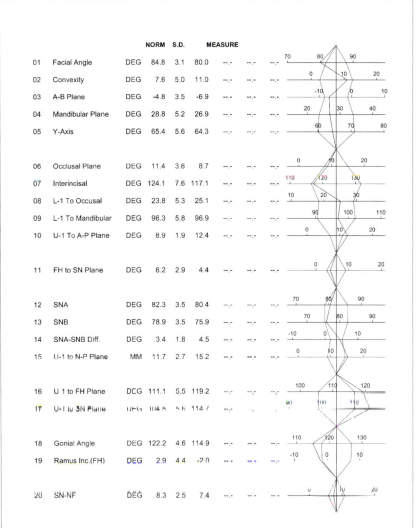

| | | | NORM | S.D. | MEASURE | |
|---|---|---|---|---|---|---|
| 01 | Facial Angle | DEG | 84.8 | 3.1 | 80.0 | |
| 02 | Convexity | DEG | 7.6 | 5.0 | 11.0 | |
| 03 | A-B Plane | DEG | -4.8 | 3.5 | -6.9 | |
| 04 | Mandibular Plane | DEG | 28.8 | 5.2 | 26.9 | |
| 05 | Y-Axis | DEG | 65.4 | 5.6 | 64.3 | |
| 06 | Occlusal Plane | DEG | 11.4 | 3.6 | 8.7 | |
| 07 | Interincisal | DEG | 124.1 | 7.6 | 117.1 | |
| 08 | L-1 To Occusal | DEG | 23.8 | 5.3 | 25.1 | |
| 09 | L-1 To Mandibular | DEG | 96.3 | 5.8 | 96.9 | |
| 10 | U-1 To A-P Plane | DEG | 8.9 | 1.9 | 12.4 | |
| 11 | FH to SN Plane | DEG | 6.2 | 2.9 | 4.4 | |
| 12 | SNA | DEG | 82.3 | 3.5 | 80.4 | |
| 13 | SNB | DEG | 78.9 | 3.5 | 75.9 | |
| 14 | SNA-SNB Diff. | DEG | 3.4 | 1.8 | 4.5 | |
| 15 | U-1 to N-P Plane | MM | 11.7 | 2.7 | 15.2 | |
| 16 | U 1 to FH Plane | DEG | 111.1 | 5.5 | 119.2 | |
| 17 | U-1 to SN Plane | DEG | 104.5 | 5.6 | 114.7 | |
| 18 | Gonial Angle | DEG | 122.2 | 4.6 | 114.9 | |
| 19 | Ramus Inc.(FH) | DEG | 2.9 | 4.4 | -2.0 | |
| 20 | SN-NF | DEG | 8.3 | 2.5 | 7.4 | |

**図16e, f** 初診時のセファロ分析. セファロ分析し直し. SNA, SNB, ANB (SNA-SNB Diff.) は標準偏差内にあり, 骨格的な不正はみられない. 歯槽性では Interincisal angle が小さく, U-1 to SN が大きいことから, 上顎前歯の唇側傾斜をともなう, Angle II 級 1 類の不正咬合であることがわかる.

▶▶実際の矯正治療の手順

**上顎歯列弓の側方拡大とレベリング**

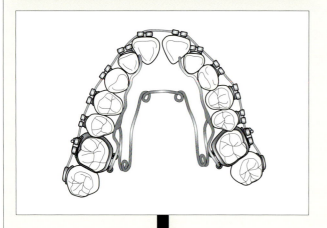

①クワドヘリクスを装着し上顎歯列弓の側方拡大と，0.014インチステンレススチールワイヤーによるレベリング．臼歯部の舌側傾斜をともなう狭窄歯列弓の場合，側方拡大によってアベイラブルスペースを増加させることができることが多い．

**レベリングとスピー湾曲の平坦化**

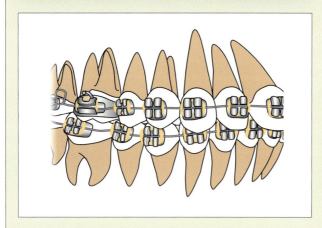

②0.016インチステンレススチールワイヤーにファーストオーダー，セカンドオーダーベンドを入れ，さらなるレベリングとスピーの湾曲の平坦化．ここでのポイントは，臼歯のⅡ級関係改善のためにⅡ級ゴムを使用する準備のために，ティップバックベンドを入れ，臼歯を整直させることである．

**シザースバイトの改善**

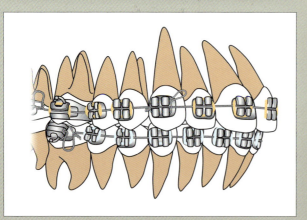

③シザースバイト改善のために |4 間にLループをベンディング，交叉ゴムも併用してシザースバイトの改善を図る．シザースバイトは，つねに移動しづらいため，なかなか改善しない場合はループや交叉ゴムによって積極的な改善を図る．

5. 本格矯正治療にチャレンジしよう

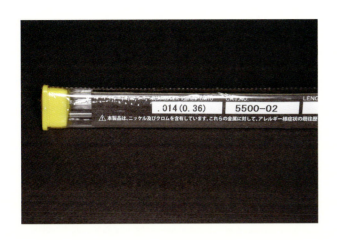

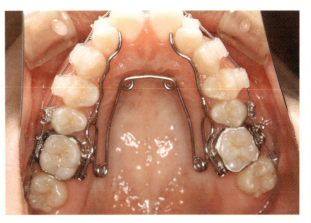

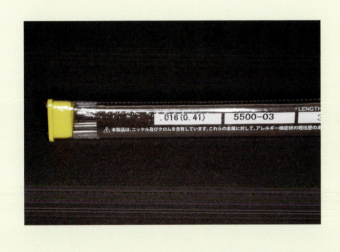

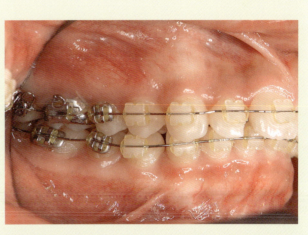

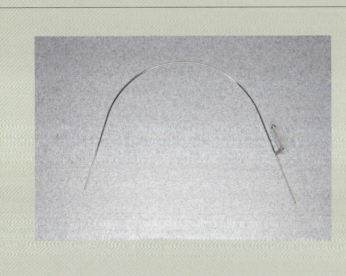

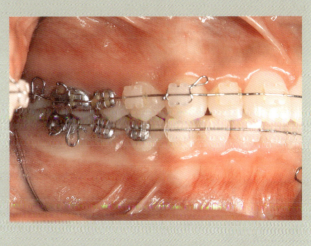

### レベリングを継続

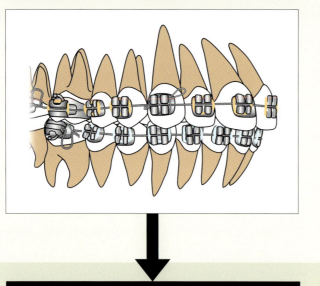

④上顎は0.016×0.022インチステンレススチールワイヤーにファースト，セカンド，サードオーダーベンド（前歯部のクラウンラビアルトルク）を入れ，高度のレベリング，下顎は0.016インチステンレススチールワイヤーでレベリングを継続．この段階で角ワイヤーが入りにくい場合は必ずラウンドワイヤーに戻って再度レベリングを行う．

### 咬合の緊密化

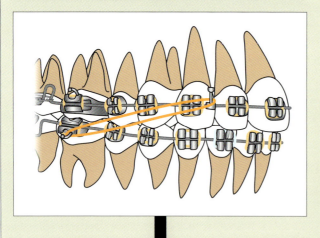

⑤0.017×0.022～0.017×0.025インチステンレススチールワイヤーにファースト，セカンド，サードオーダーベンド（前歯部のクラウンラビアルトルク，下顎は大臼歯のクラウンリンガルトルク）を入れ，顎間ゴムも併用して咬合の緊密化を目指す．このステージでは顎間ゴムの使用が必要となるため患者の協力が重要となる．

### アイデアルアーチワイヤーで，最終仕上げ

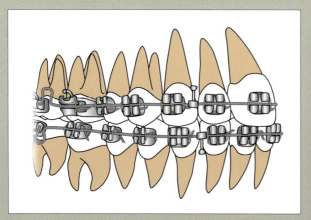

⑥0.018×0.025インチステンレススチールワイヤーにアイデアルアーチをベンディングし，ティップバックベンドを緩くしていきながら最終仕上げを行う．このステージでは辺縁隆線の位置や歯軸の，咬合関係をよく確認して，必要に応じてブラケットの位置を修正する．

5. 本格矯正治療にチャレンジしよう

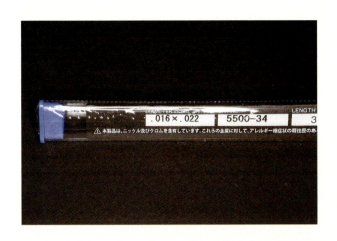
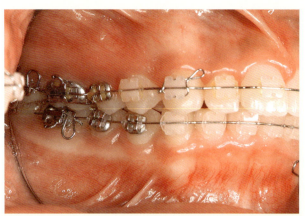

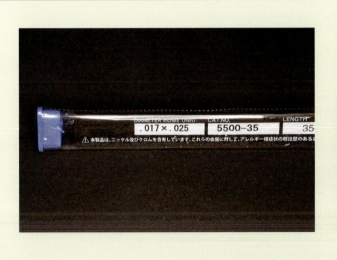
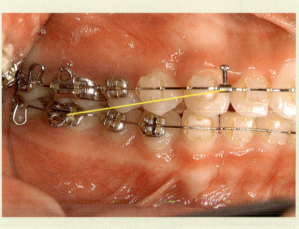

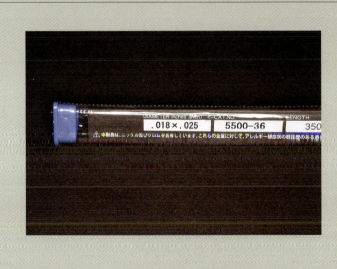
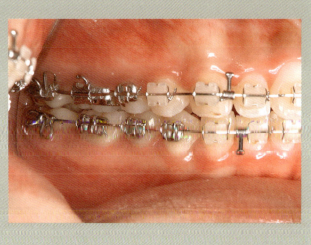

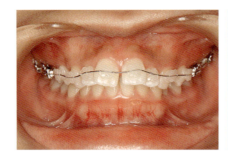
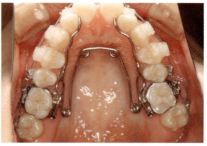

図16g まず上顎に0.014インチステンレススチールワイヤーでレベリングを開始する。上顎にはクワドヘリクスを装着し、歯列弓の側方拡大を行った。

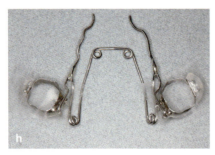
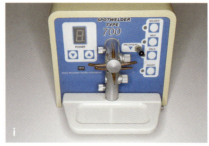

図16h クワドヘリクスはまずバンドを試適し、ブラケットをスポットウェルダーでロウ着後、取り込み印象を行う。できた石膏模型でラボサイドでクワドヘリクスを作製する。装着時にはセメントが溢出しないように、バンドをテープで覆っておく。口腔内に持って行き、バンドプッシャーやバンドシーターで定位置まで沈め込んでいく。

図16i スポットウェルダー（JM Ortho）。

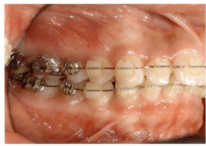
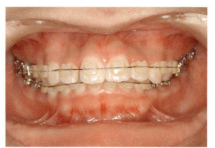
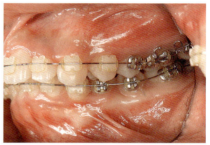
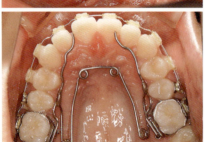
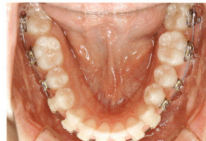

図16j 0.014インチワイヤーによるレベリング後、0.016インチワイヤーにファーストオーダーベンド、セカンドオーダーベンド（ティップバックベンド）をベンディングし、スピーの湾曲の平坦化と、咬合挙上を図る。下顎にブラケットが装着できるようになった段階で、下顎のレベリングを開始する。

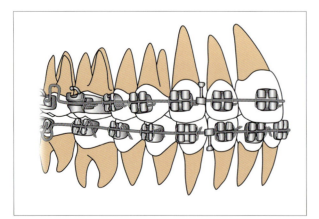

図16k II級症例はスピーの湾曲が強い傾向にあるため、アーチワイヤーに、上顎にはスピーカーブ、下顎には逆スピー（リバースカーブオブスピー）を付与し、スピーの湾曲の平坦化と前歯部の圧下を行う。下顎のリバースカーブオブスピーはやや強めにする。

**ココがヒント！ HINT**

第一大臼歯と第二大臼歯にティップバックベンドを入れることにより、II級の特徴である強いスピーの湾曲の平坦化を行うことができる。

5. 本格矯正治療にチャレンジしよう

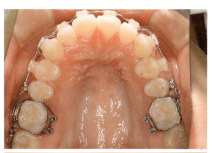
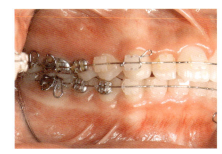
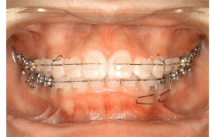
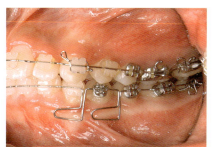
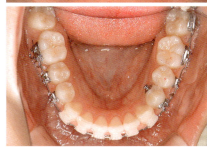

図16l　左側小臼歯のシザースバイトが改善しにくいため，0.016インチワイヤーにファーストオーダーベンド，セカンドオーダーベンド（ティップバックベンド）とシザースバイトの存在する |4 の近遠心にLループを組み込み，加えて，交叉ゴムを使用して，シザースバイトの積極的な改善を図る．レベリングがある程度進行した段階で，Ⅱ級ゴムを使用して，臼歯のⅠ級関係の構築を目指す．

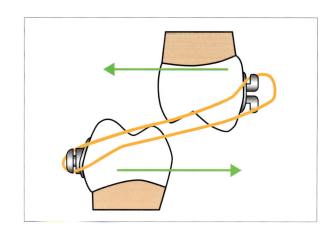

図16m　シザースバイトの改善に用いるクロスエラスティック．舌側と頬側を顎間ゴムで引くことにより，シザースバイトを改善する．顎間ゴムは3/16　4オンス〜6オンスぐらいのものを用いる．

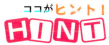

上下的なズレが大きく，ストレートのワイヤーがブラケットスロットに入りにくい部位は，ワンサイズ小さいワイヤーを使用するか，Lループなどをベンディングして対応する．

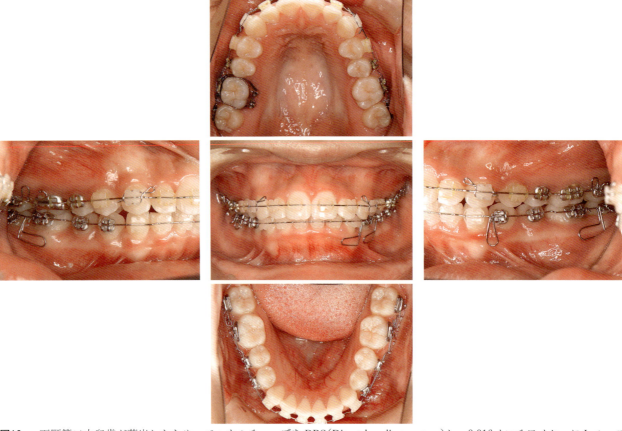

**図16n** 下顎第二大臼歯が萌出したため，バッカルチューブを DBS（Direct bonding system）し，0.016インチワイヤーに L ループを組み込み，レベリングを行う．捻転の強い $\overline{4}$ の改善も継続．

### HINT ココがヒント！

レベリングを急がない！　隣在歯との辺縁隆線の高さをつねにチェックし，合っていなければ，ブラケットの再プレースメントを検討する．

5. 本格矯正治療にチャレンジしよう

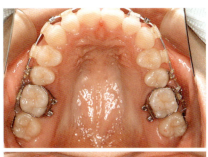
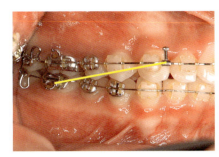
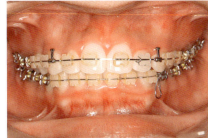
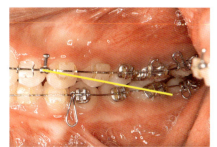
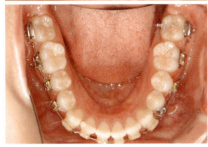

図16o　上顎はレベリングが進行したため，0.016×0.022インチワイヤーにファースト，セカンドオーダーベンドに加え，大臼歯部にクラウンリンガルトルクを入れて，頬側傾斜により舌側の残った歯根を頬側に振るような力を与える．下顎は$\boxed{4}$のローテーションが残っているため，0.016インチワイヤーにバーティカルループを組み込み，さらなるローテーションの改善を図る．

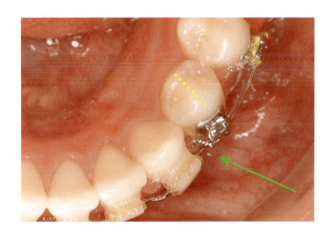

図16p　ローテーションが改善しにくい場合は，ブラケットを中心よりもローテーションしている側に位置付けて積極的な改善を図る．

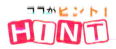

ローテーションしている側にリガチャーワイヤーの結び目をもってきて，強く結紮することで，ブラケットスロットに緊密にワイヤーが適合するようにする．遠心にローテーションしていれば，遠心に結び目をもってくる．

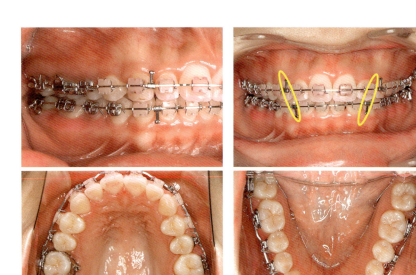
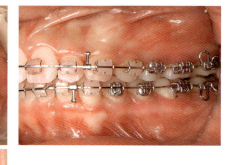

図16q　レベリングが終了し上下に角ワイヤーが装着できるようになったら，0.016×0.022インチアイデアルアーチワイヤーをベンディングし，上下顎臼歯部にはティップバックベンドとクラウンリンガルトルクを与え，歯冠の頰舌的な整直とスピーの湾曲の平坦化と咬合挙上を図る．さらにアップアンドダウンエラスティックを使用して咬合の緊密化を図る（顎間ゴムは3/16 4オンスを使用）．

> **ココがヒント！ HINT**
>
> 角ワイヤーへの交換は，すべてのブラケットのスロットに角ワイヤーが無理なく装着できるようにレベリングがされたのを確認してから行う．

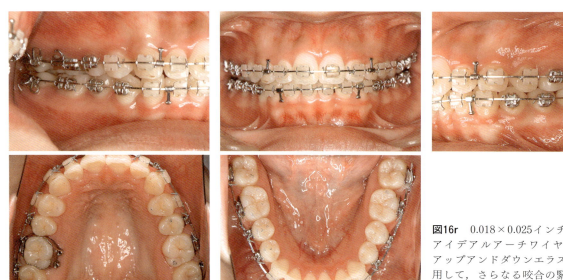

図16r　0.018×0.025インチ（フルサイズ）アイデアルアーチワイヤーを装着し，アップアンドダウンエラスティックを併用して，さらなる咬合の緊密化と細かい微調整（ディテイリング）を行う．

> **ココがヒント！ HINT**
>
> 最終的なアーチワイヤーの段階に入ると，細かいブラケットポジションの位置の不正がよくわかるようになってくるため，ブラケットポジションの修正を行う．それで角ワイヤーが装着しにくければ，ラウンドワイヤーに戻って再度レベリングを行うほうが，治療期間を短縮する近道でもある．

5. 本格矯正治療にチャレンジしよう

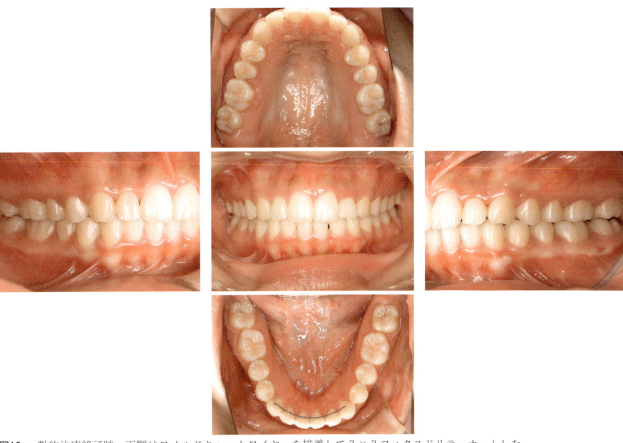

**図16s**　動的治療終了時．下顎はワイルドキャットワイヤーを接着して3×3フィクスドリテーナーとした．

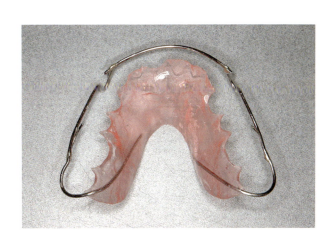

**図16t**　上顎はサーカムファレンシャルタイプのリテーナーを保定装置として使用．

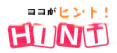

動的治療期間が終了したら，保定期間に移行するが，上顎は可撤式，下顎は両側犬歯間，症例によっては，第一小臼歯間にワイヤーをダイレクトボンディング法で固定することもある．捻転や，下顎前歯に叢生がある場合は，あと戻りしやすいため，脱離していないかなどをよく確認する必要がある．保定期間は症例によって異なるため，一定期間と限定することは難しいが，通常は1～2年は必要とされている．

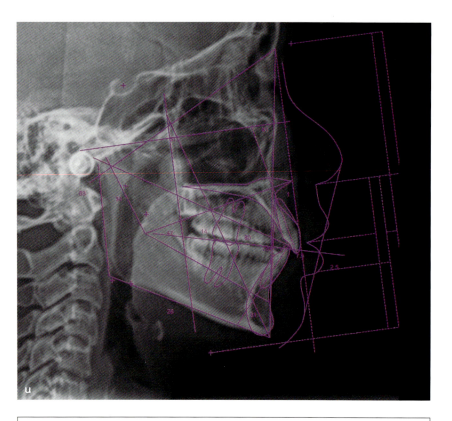

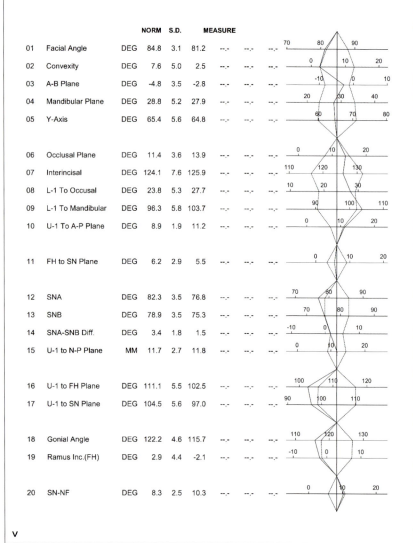

| | | | NORM | S.D. | MEASURE | | | |
|---|---|---|---|---|---|---|---|---|
| 01 | Facial Angle | DEG | 84.8 | 3.1 | 81.2 | -.- | -.- | -.- |
| 02 | Convexity | DEG | 7.6 | 5.0 | 2.5 | -.- | -.- | -.- |
| 03 | A-B Plane | DEG | -4.8 | 3.5 | -2.8 | -.- | -.- | -.- |
| 04 | Mandibular Plane | DEG | 28.8 | 5.2 | 27.9 | -.- | -.- | -.- |
| 05 | Y-Axis | DEG | 65.4 | 5.6 | 64.8 | -.- | -.- | -.- |
| 06 | Occlusal Plane | DEG | 11.4 | 3.6 | 13.9 | -.- | -.- | -.- |
| 07 | Interincisal | DEG | 124.1 | 7.6 | 125.9 | -.- | -.- | -.- |
| 08 | L-1 To Occusal | DEG | 23.8 | 5.3 | 27.7 | -.- | -.- | -.- |
| 09 | L-1 To Mandibular | DEG | 96.3 | 5.8 | 103.7 | -.- | -.- | -.- |
| 10 | U-1 To A-P Plane | DEG | 8.9 | 1.9 | 11.2 | -.- | -.- | -.- |
| 11 | FH to SN Plane | DEG | 6.2 | 2.9 | 5.5 | -.- | -.- | -.- |
| 12 | SNA | DEG | 82.3 | 3.5 | 76.8 | -.- | -.- | -.- |
| 13 | SNB | DEG | 78.9 | 3.5 | 75.3 | -.- | -.- | -.- |
| 14 | SNA-SNB Diff. | DEG | 3.4 | 1.8 | 1.5 | -.- | -.- | -.- |
| 15 | U-1 to N-P Plane | MM | 11.7 | 2.7 | 11.8 | -.- | -.- | -.- |
| 16 | U-1 to FH Plane | DEG | 111.1 | 5.5 | 102.5 | -.- | -.- | -.- |
| 17 | U-1 to SN Plane | DEG | 104.5 | 5.6 | 97.0 | -.- | -.- | -.- |
| 18 | Gonial Angle | DEG | 122.2 | 4.6 | 115.7 | -.- | -.- | -.- |
| 19 | Ramus Inc.(FH) | DEG | 2.9 | 4.4 | -2.1 | -.- | -.- | -.- |
| 20 | SN-NF | DEG | 8.3 | 2.5 | 10.3 | -.- | -.- | -.- |

**図16u, v** 術後のセファロ分析．Interinsical angle は減少し，側貌のプロファイルも良好となった．

5. 本格矯正治療にチャレンジしよう

# 3 Angle II級 2類

患者：15歳，男性．
主訴：出っ歯が気になる．

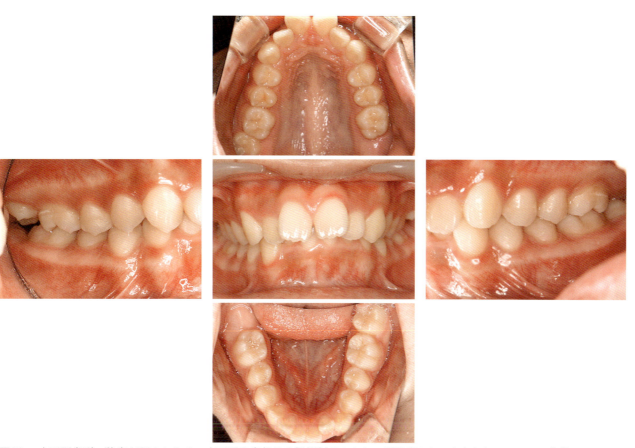

図17a 上下顎歯列の狭窄が認められる．上下顎臼歯部は舌側傾斜がみられ，悪習癖などの存在をうかがわせる状態であった．上下顎前歯部の叢生，および上顎前歯の唇側転位が顕著に認められた．大臼歯の咬合関係は右側II級，左側I級であった．

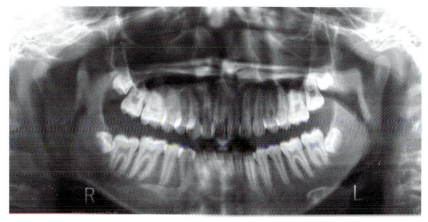

図1/b パノラマエックス線写真．下顎両側智歯が埋伏しているが，過剰歯やその他の異常所見は見られなかった．

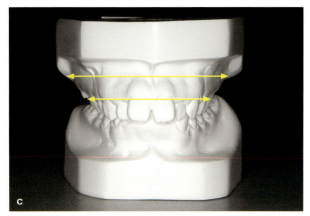 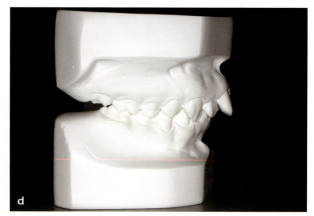

**図17c, d** 平行模型による分析．Basal arch width がある程度存在し，臼歯部の舌側傾斜が顕著であることから，臼歯部の頰舌的なアップライトにより，スペースを確保できると予測される．オーバーバイトは4 mm，オーバージェットが7 mm，Angle II級2類の上顎前突と診断した．

SNA, SNBともにS.Dよりやや小さいが軽度であり，骨格的な問題はそれほど存在しないと考えられる．Interincisal angle が約2 S.D，L-1 to mandibular はほぼ異常なく，U-1 to SN が約2 S.Dと大きいことから，上下顎前歯の唇側傾斜をともなう，骨格性I級，Angle II級1類と診断した．

---

### ココがヒント！ HINT

オーバーバイト，オーバージェットが大きく，スピーの湾曲が強いため，スピーの湾曲の平坦化と咬合挙上が本症例のポイントとなる．また，II級の咬合関係改善のための顎間ゴムの使用が必須となるため，セカンドオーダーベンドを強めに入れてスピーの湾曲の平坦化と，大臼歯を遠心に傾斜させ，II級ゴム使用に備える（アンカレッジプレパレーション）必要がある．また，顎間ゴムに対する患者の協力が治療の進行に大きく影響するため，患者教育も重要となる．

5. 本格矯正治療にチャレンジしよう

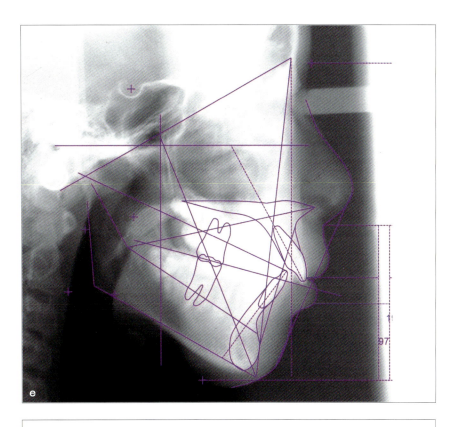

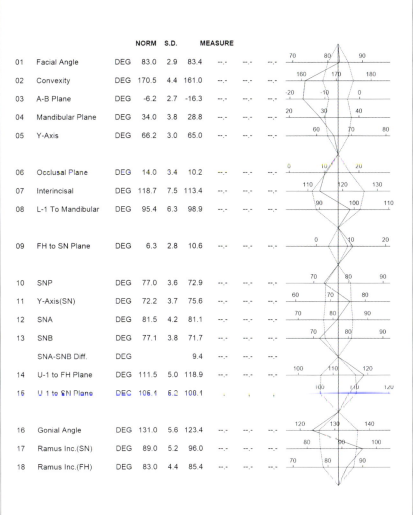

|    |                | UNIT | NORM  | S.D. | MEASURE |
|----|----------------|------|-------|------|---------|
| 01 | Facial Angle   | DEG  | 83.0  | 2.9  | 83.4    |
| 02 | Convexity      | DEG  | 170.5 | 4.4  | 161.0   |
| 03 | A-B Plane      | DEG  | -6.2  | 2.7  | -16.3   |
| 04 | Mandibular Plane | DEG | 34.0 | 3.8  | 28.8    |
| 05 | Y-Axis         | DEG  | 66.2  | 3.0  | 65.0    |
| 06 | Occlusal Plane | DEG  | 14.0  | 3.4  | 10.2    |
| 07 | Interincisal   | DEG  | 118.7 | 7.5  | 113.4   |
| 08 | L-1 To Mandibular | DEG | 95.4 | 6.3 | 98.9    |
| 09 | FH to SN Plane | DEG  | 6.3   | 2.8  | 10.6    |
| 10 | SNP            | DEG  | 77.0  | 3.6  | 72.9    |
| 11 | Y-Axis(SN)     | DEG  | 72.2  | 3.7  | 75.6    |
| 12 | SNA            | DEG  | 81.5  | 4.2  | 81.1    |
| 13 | SNB            | DEG  | 77.1  | 3.8  | 71.7    |
|    | SNA-SNB Diff.  | DEG  |       |      | 9.4     |
| 14 | U-1 to FH Plane | DEG | 111.5 | 5.0  | 118.9   |
| 15 | U-1 to SN Plane | DEG | 105.1 | 5.2  | 108.1   |
| 16 | Gonial Angle   | DEG  | 131.0 | 5.6  | 123.4   |
| 17 | Ramus Inc.(SN) | DEG  | 89.0  | 5.2  | 96.0    |
| 18 | Ramus Inc.(FH) | DEG  | 83.0  | 4.4  | 85.4    |

**図1/e, f** 初診時のセファロ分析．SNA, SNB がわずかに 1 S.D を超えているが軽度であり，orthopedic（骨格的）なアプローチは必要ないと診断した．Interincisal angle が大きく U-1 to SN が大きいことから上顎前歯の唇側傾斜が大きいことがわかる．診断としては上顎前歯の唇側傾斜をともなう Angle II 級 1 類と診断した．

▶▶実際の矯正治療の手順

### レベリング，歯列の側方拡大，下顎にもレベリング

①上顎に Direct bonding にてスタンダードエッジワイズツインブラケット（0.018×0.025スロット）を装着し，0.014ステンレススチールラウンドワイヤーに，ファーストオーダーベンド（インセット，オフセット）スピーの湾曲を平坦化するために，セカンドオーダーベンド（ティップバックベンド）を組み込み，レベリングを開始．

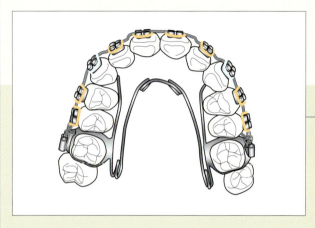

②上顎第一大臼歯にバンディングを行い，クワドヘリクスによる歯列の側方拡大．本症例ではバンドに直接クワドヘリクスをロウ着しているが，クワドヘリクスは ST ロック（取り外しできる機構がついている）付きにしておいたほうが口腔外で調整ができるため便利である．

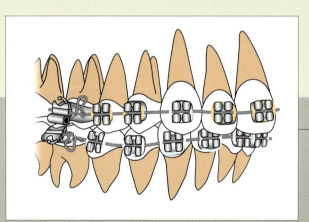

③上顎をある程度レベリングが進行したのちに，下顎にもブラケットを装着し，0.014ステンレススチールワイヤーに，①と同様のベンディングを組み込み，レベリング．バイトが深いⅡ級であるため，顎間ゴムの使用の準備としてティップバックベンドの量は25～30°ほど与える．

▶▶実際の矯正治療の手順

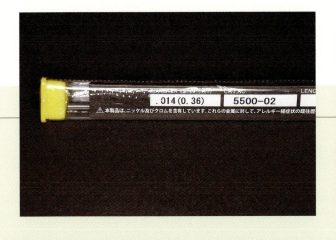
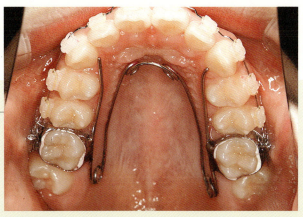
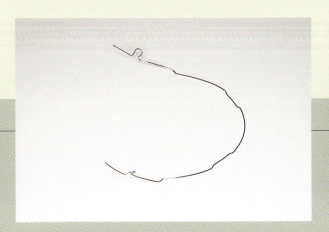
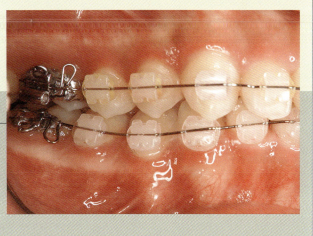

### さらなるレベリング

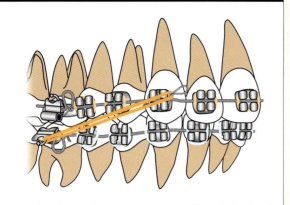

④0.016インチラウンドワイヤーに，ファーストオーダーベンド，セカンドオーダーベンドを組み込みさらなるレベリング．レベリングがある程度進行したら，II級ゴム（下顎の大臼歯から上顎犬歯部に）にて顎間ゴムを使用．

### 高度のレベリングとトルクコントロール

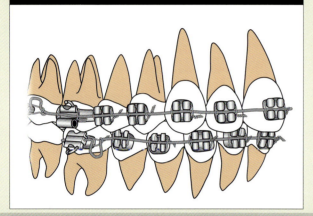

⑤レベリングが進んで，角ワイヤーが挿入できるようになったら，0.016×0.022インチステンレススチールワイヤーに，①と同様のファーストオーダー，セカンドオーダーベンドに加え，大臼歯部にサードオーダーベンド（トルク）をベンディングし，高度のレベリングとトルクコントロールを行う．

### 臼歯部のトルクコントロール

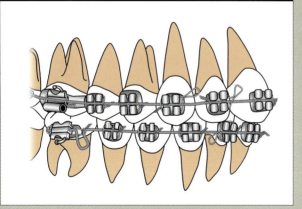

⑥0.017×0.022インチステンレススチールワイヤーにてさらなるレベリングと臼歯部のトルクコントロールを行う．ティップバックベンドの量は10〜15°ほどに徐々に減少させていく．

### 最終的な微調整

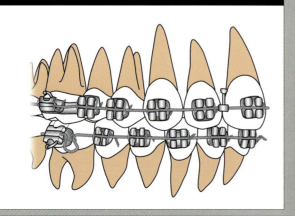

⑦0.017×0.025インチのフルサイズのワイヤーにファーストオーダー，セカンドオーダー，サードオーダーベンドを曲げこみ，上下顎のアーチコーディネーションを行いながら，最終的な微調整（ディテイリング）を行う．同時にアップアンドダウンエラスティック（垂直ゴム）にて咬合の緊密化を図る．この際，セカンドオーダーベンドは徐々に平坦に戻して，咬合平面の平坦化を図る．

5. 本格矯正治療にチャレンジしよう

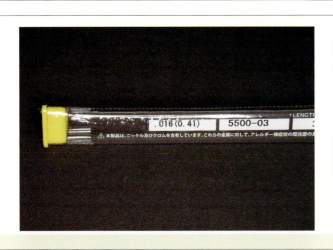
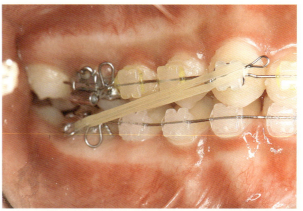
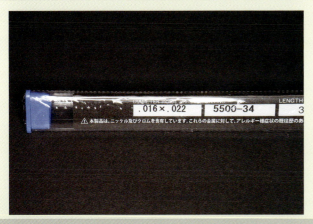
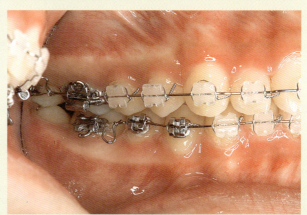
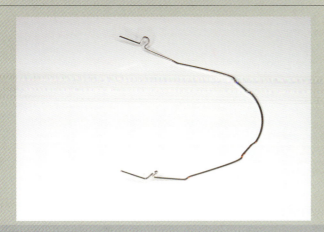
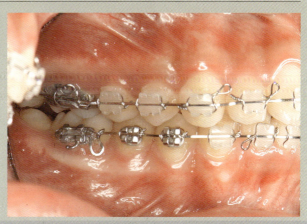
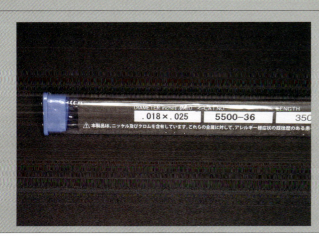
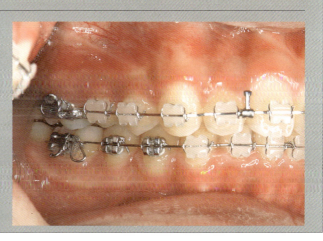

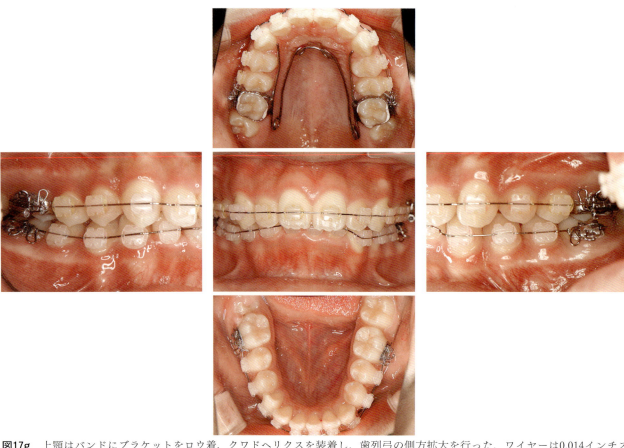

**図17g** 上顎はバンドにブラケットをロウ着，クワドヘリクスを装着し，歯列弓の側方拡大を行った．ワイヤーは0.014インチステンレススチールを使用してレベリングを行った．なお，現在ではイニシャルワイヤーに0.016インチ NiTi ワイヤー（ナチュラルフォーム）をベンディングなしで用いることも多い．

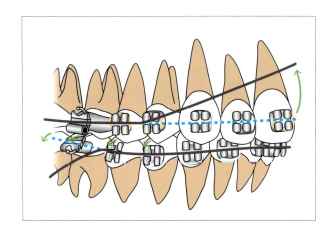

**図17h** Angle II 級 2 類は，スピーの湾曲が強く，下顎前歯の挺出が特徴的なため，下顎にティップバックベンドを強く入れることで，咬合平面の平坦化と，前歯の圧下による咬合挙上を目指す．

5. 本格矯正治療にチャレンジしよう

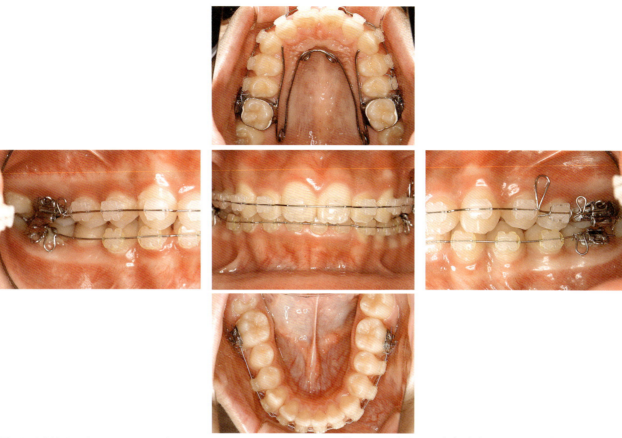

**図17i** 0.016インチステンレスワイヤーにファースト，セカンドオーダーベンドを入れ，咬合平面の平坦化とⅡ級ゴム使用の準備固定のため，臼歯の遠心傾斜を図る．ローテーションの改善のために，上顎臼歯部にはバーティカルループをベンディングしている．またレベリング時のフレアーアウト防止のため，ストップループとバッカルチューブをタイバックする．右側の大臼歯関係がⅡ級のため，右側のみにⅡ級ゴムを使用する．

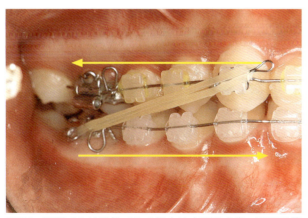

**図17j** 顎間ゴムはⅡ級ゴムの場合は上顎は犬歯，下顎は第一大臼歯に装着する．ラウンドワイヤーの場合は，コバヤシタイフック（結紮線とフックが一体化しているもの）を装着して，フックとする．

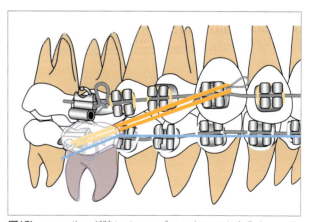

**図17k** レベリング時にティップバックベンドを入れることにより，大臼歯部が整直し，Ⅱ級ゴムの力の抵抗源となる（アンカレッジプレパレーション）．

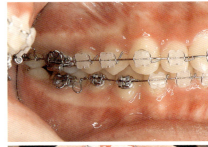
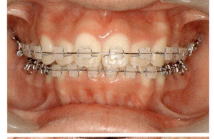
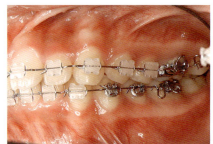
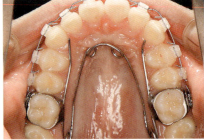
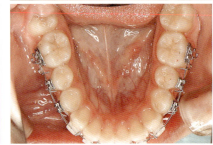

**図17l** 0.016×0.022インチステンレススチールワイヤーにファースト,セカンドオーダーベンドに加えて,サードオーダーベンドとして,大臼歯部にクラウンリンガルトルクを入れる.

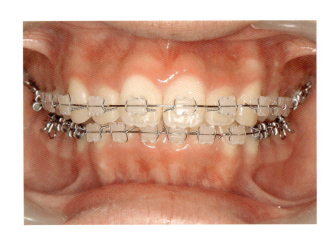

**図17m** 咬合の緊密化とⅠ級関係の構築のためにⅡ級ゴムを使用する.

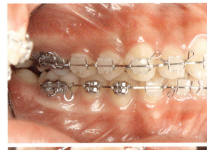
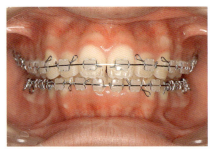
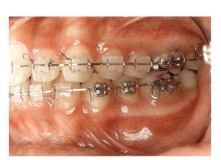
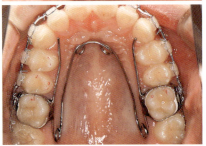
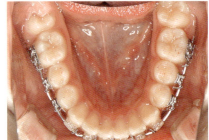

**図17n** 0.017×0.022インチステンレススチールワイヤー,ファースト,セカンド,サードオーダーベンドを入れ,さらに顎間ゴム(アップアンドダウンエラスティック3/16 4オンス)を併用して,さらなる咬合の緊密化を目指す.

# 5. 本格矯正治療にチャレンジしよう

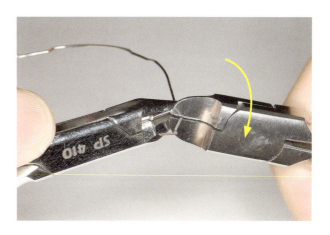

図17o ツィードアーチベンディングプライヤーで掴んでいるほうをねじり，25°ほどのトルクを入れる．歯頸側を上にして入れると入れやすい．ストップループなどを曲げている場合，それを上にして把持するため，理解しやすい．わからなければ，上向きにトルクをかけると良いが，手首が返って入れにくい．ワイヤーを口腔内に入れるときはひっくり返して入れる．

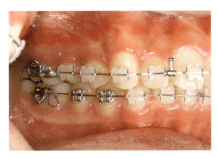
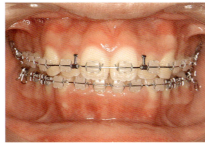
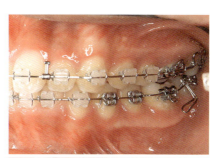
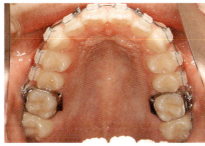
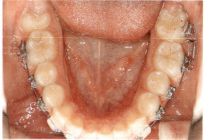

図17p　0.017×0.025インチステンレススチールワイヤーにファースト，セカンド，サードオーダーベンドを入れ，アイデアルアーチとする．ティップバックベンドは徐々に平坦に近づける．

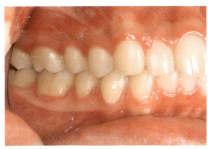
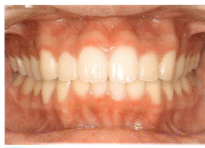
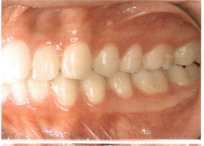
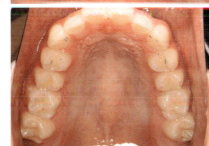
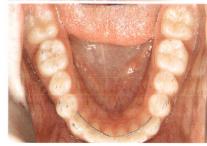

図17q　動的治療終了後，上顎にはサーカムファレンシャルタイプ，下顎はワイルドキャットワイヤーによる3×3のフィックスドリテーナーとした．

163

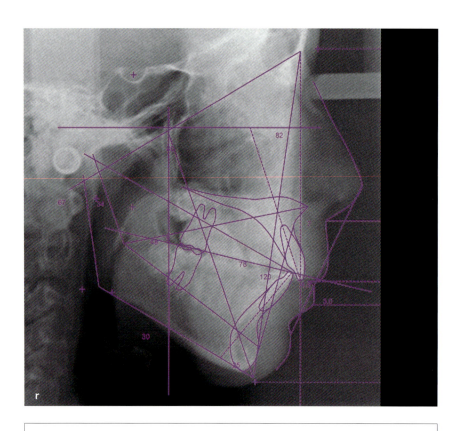

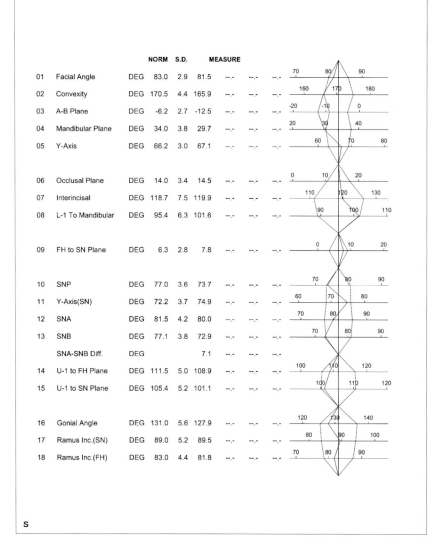

|  |  |  | NORM | S.D. | MEASURE |  |  |  |
|---|---|---|---|---|---|---|---|---|
| 01 | Facial Angle | DEG | 83.0 | 2.9 | 81.5 | --.- | --.- | --.- |
| 02 | Convexity | DEG | 170.5 | 4.4 | 165.9 | --.- | --.- | --.- |
| 03 | A-B Plane | DEG | -6.2 | 2.7 | -12.5 | --.- | --.- | --.- |
| 04 | Mandibular Plane | DEG | 34.0 | 3.8 | 29.7 | --.- | --.- | --.- |
| 05 | Y-Axis | DEG | 66.2 | 3.0 | 67.1 | --.- | --.- | --.- |
| 06 | Occlusal Plane | DEG | 14.0 | 3.4 | 14.5 | --.- | --.- | --.- |
| 07 | Interincisal | DEG | 118.7 | 7.5 | 119.9 | --.- | --.- | --.- |
| 08 | L-1 To Mandibular | DEG | 95.4 | 6.3 | 101.6 | --.- | --.- | --.- |
| 09 | FH to SN Plane | DEG | 6.3 | 2.8 | 7.8 | --.- | --.- | --.- |
| 10 | SNP | DEG | 77.0 | 3.6 | 73.7 | --.- | --.- | --.- |
| 11 | Y-Axis(SN) | DEG | 72.2 | 3.7 | 74.9 | --.- | --.- | --.- |
| 12 | SNA | DEG | 81.5 | 4.2 | 80.0 | --.- | --.- | --.- |
| 13 | SNB | DEG | 77.1 | 3.8 | 72.9 | --.- | --.- | --.- |
|  | SNA-SNB Diff. | DEG |  |  | 7.1 | --.- | --.- | --.- |
| 14 | U-1 to FH Plane | DEG | 111.5 | 5.0 | 108.9 | --.- | --.- | --.- |
| 15 | U-1 to SN Plane | DEG | 105.4 | 5.2 | 101.1 | --.- | --.- | --.- |
| 16 | Gonial Angle | DEG | 131.0 | 5.6 | 127.9 | --.- | --.- | --.- |
| 17 | Ramus Inc.(SN) | DEG | 89.0 | 5.2 | 89.5 | --.- | --.- | --.- |
| 18 | Ramus Inc.(FH) | DEG | 83.0 | 4.4 | 81.8 | --.- | --.- | --.- |

**図17r, s** 術後のセファロ分析．Interincisal angle も改善し，大きかったオーバージェットも歯列弓の側方拡大によるスペースの確保により減少した．

## 4 Angle I級, 反対咬合, 上顎側切歯先天性欠如

患者：24歳, 女性.
主訴：受け口を治したい.

**ココがヒント！ HINT**
一見難しそうだが, 難易度は高くない.

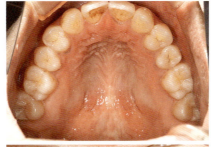
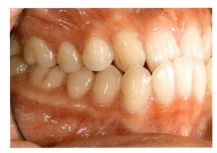
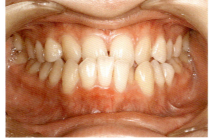
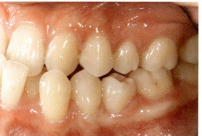
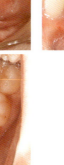

図18a　上顎両側側切歯が先天性欠如であり中切歯と犬歯が接触してスペースがない. |2の舌側転位がみられる.

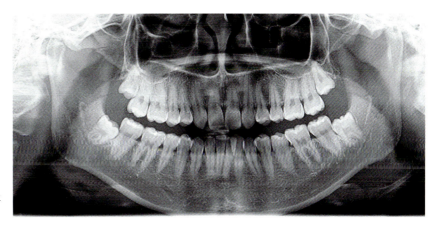

図18b　パノラマエックス線写真では, すべての智歯が確認できる以外は, 特に問題はない.

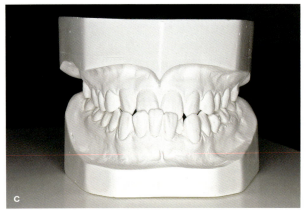 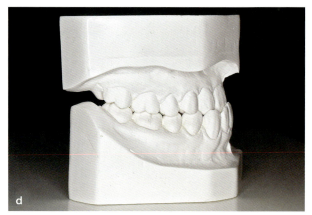

図18c, d　平行模型による診査．大臼歯関係はAngle Ⅰ級，オーバーバイト2mm，オーバージェット －1mmであった．

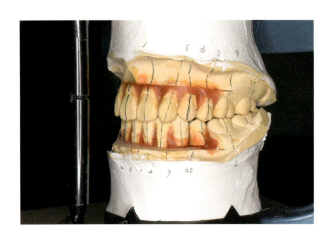

図18e　上顎側切歯が先天性欠如であったため，反対咬合の改善を小臼歯抜歯か，前方拡大により改善するか，を判定するため，セットアップモデルを作製した．当初は$\overline{4|4}$抜歯でシミュレーションしたが，ガイドを小臼歯で取らないといけなくなるため，上顎前歯部の前方拡大によって，先天性欠如である上顎両側側切歯の補綴スペースを確保し，舌側転位している$\overline{|2}$を抜歯し，スリーインサイザーズとすることで反対咬合を改善することにした．

---

**ココがヒント！ HINT**

アクティブオメガループで上顎歯列を前方に拡大することで，反対咬合の改善と，先天性欠如である側切歯のスペースを確保する．下顎は$\overline{|2}$を抜歯し，そのスペースを利用して，下顎前歯を後方へ移動し，反対咬合の改善を目指す．

5. 本格矯正治療にチャレンジしよう

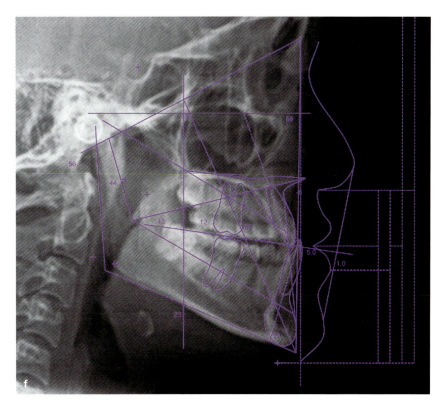

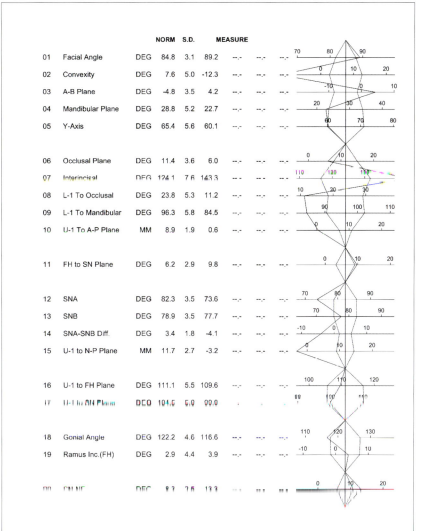

図18f, g　セファロ分析では，SNAが─で若干の上顎劣成長と中顔面の陥凹が見られたが，矯正治療にさほど大きな影響はないと考えた．Interincisal angleが＋，U-1 to NPが─であることから，上顎前歯の舌側傾斜と上顎両側側切歯先天性欠如による前歯部反対咬合と診断した．

▶▶実際の矯正治療の手順

### レベリング

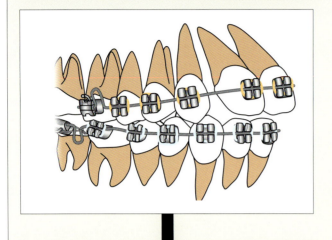

①ラウンドワイヤーによるレベリング．上顎はアクティブオメガループによる反対咬合の改善と，側切歯のためのスペースメイキング．まず最初はオメガループを組み込まずに0.014～0.016インチラウンドワイヤーでレベリングを先行させ，ある程度レベリングが進んで前方拡大を行う．

### さらなるレベリングとトルクコントロール

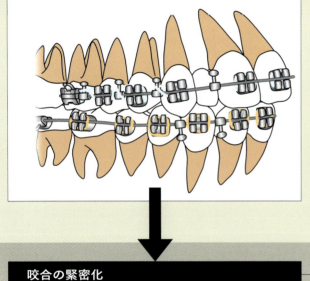

②レクトアンギュラーワイヤーによるさらなるレベリングとトルクによる歯軸のコントロール．顎間ゴムによる咬合の緊密化．オメガループで被蓋の改善と側切歯のスペース確保が終了してから角ワイヤーを装着する．

### 咬合の緊密化

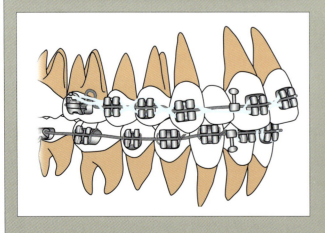

③最終ワイヤー（0.017×0.025インチ）にて最終的な仕上げと微調整．顎間ゴムによる咬合の緊密化．最終仕上げのステージでは，辺縁隆線の高さが揃っているか，歯軸の方向などをエックス線などで確認しながら，必要であればブラケットポジションを修正し，一旦ワイヤーのサイズダウンをすることもある．

# 5. 本格矯正治療にチャレンジしよう

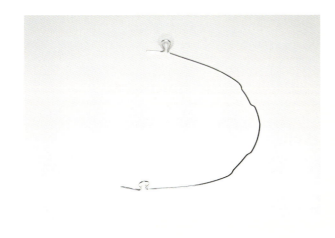
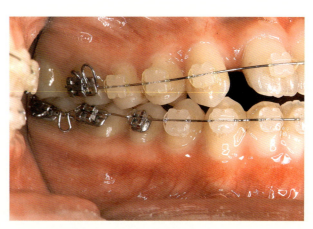

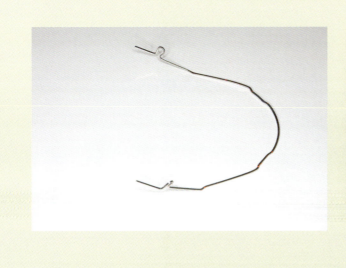
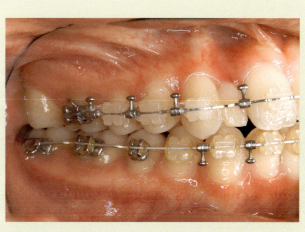

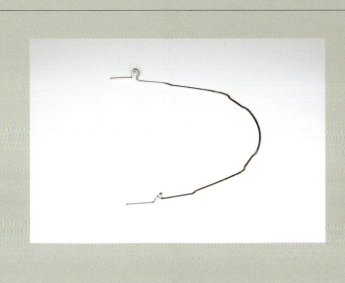
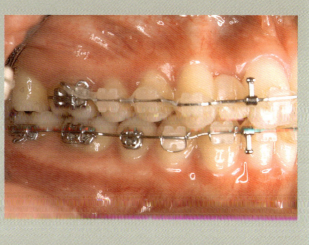

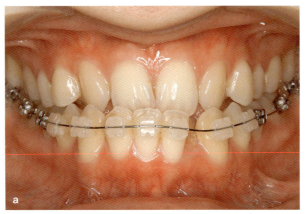
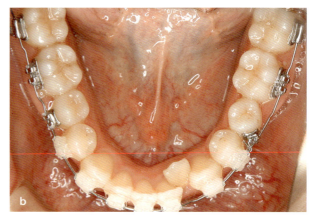

**図19a, b** まず下顎に DBS（Direct bonding system），0.016インチ NiTi ワイヤーにてレベリング．

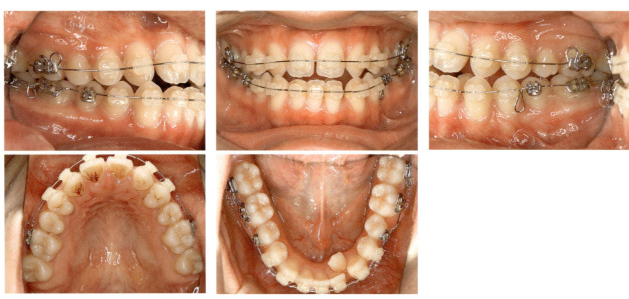

**図19c** 上顎にもブラケットを装着，0.014インチステンレスワイヤーにてレベリング開始．臼歯部近心ギリギリにオメガループを組み込み前方拡大を開始．下顎は0.016インチステンレススチールワイヤーに，ローテーションの強い|5 の近心（ローテーションしている側）にバーティカルループをベンディングし，積極的なローテーションの改善を図るスピーの湾曲が平坦になるにつれて，このようにオープンバイト傾向となるため，ティップバックベンドを強めに入れ，咬合平面の平坦化を図る．

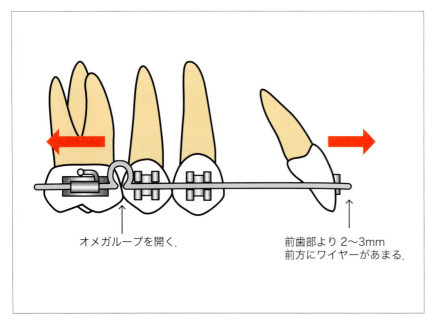

**図19d** アクティブオメガループの使用法．オメガループの基底部を少し開くことで，前歯部のワイヤーがブラケットに対して 1 mm 程度前方に位置するようになる．これをブラケットのスロットに押し込んで結紮することで，前方への拡大の力が生じる．

5. 本格矯正治療にチャレンジしよう

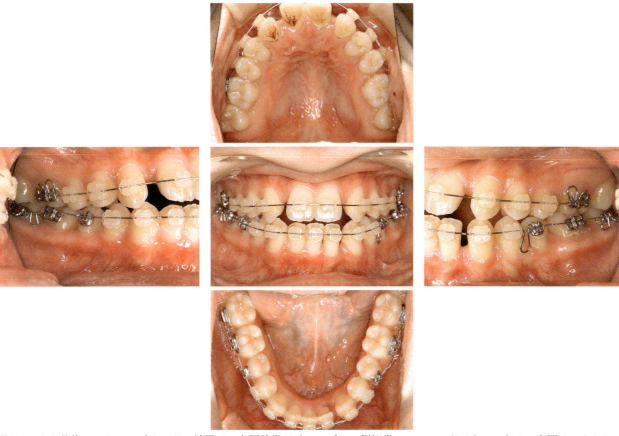

図19e　2か月後．アクティブオメガの効果で，上顎前歯がジャンプし，側切歯のスペースができつつある．上顎は，さらにレベリングと前方拡大するために0.016インチステンレススチールワイヤーにオメガループをベンディングし，上顎前歯部のブラケットより1〜2mm前方にワイヤーが位置するように調整し，アクティブオメガとする．上下顎ともに，ファースト，セカンドオーダーベンド（ティップバックベンド）を入れ，咬合平面の平坦化を行う．|2をこの時点で抜歯し，下顎のアーチワイヤーをタイバックし，スペースの閉鎖を行う．

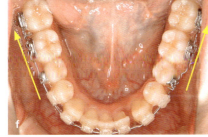
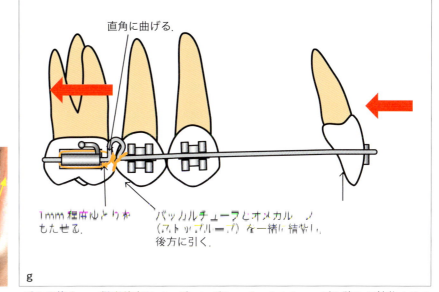

図19f，g　ストップループをバッカルチューブより約1mm程度前方にベンディングし，バッカルチューブと強めに結紮することで，わずかなスペースであれば閉鎖可能である．

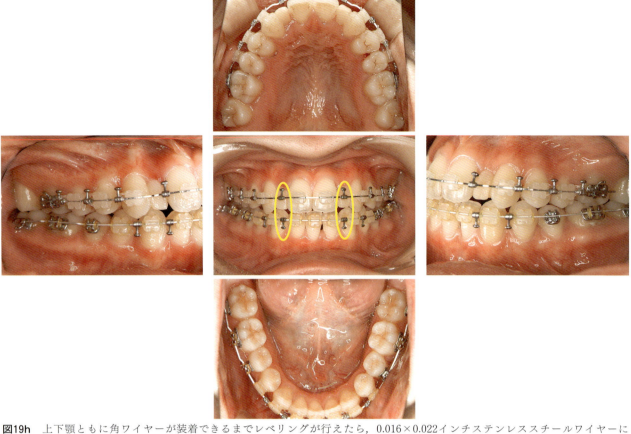

**図19h** 上下顎ともに角ワイヤーが装着できるまでレベリングが行えたら，0.016×0.022インチステンレススチールワイヤーにファースト，セカンド（ティップバックベンド）に加えて，大臼歯部にサードオーダーベンド（クラウンリンガルトルク）を入れる．前歯部の咬合を緊密にするために，アップアンドダウンエラスティック（3/16 4オンス）を併用する．

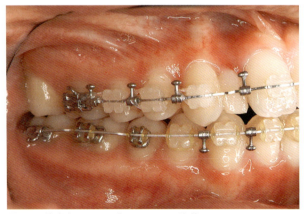

**図19i** 前歯部のオープンバイトが改善してきたら，ティップバックベンドを徐々に緩くしていき，上下顎臼歯部を適合させる．

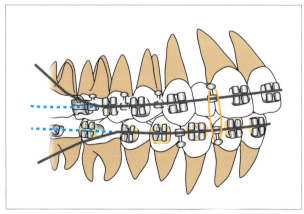

**図19j** オープンバイトはスピーの湾曲の平坦化と，前歯部にアップアンドダウンエラスティックを使用してもらい，圧下の力を相殺する必要がある．

5. 本格矯正治療にチャレンジしよう

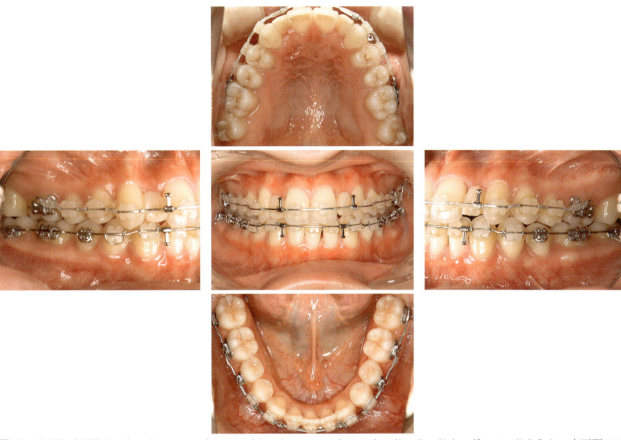

**図19k** 0.017×0.025インチステンレススチールワイヤーにファースト，セカンド，サードオーダーベンドを入れ，上下顎のワイヤーの coordination を行い，アイデアルアーチとする．顎間ゴムも継続し，さらなる咬合の緊密化を図る．ティップバックベンドは徐々に緩くし，大臼歯部を嵌合させるようにする．

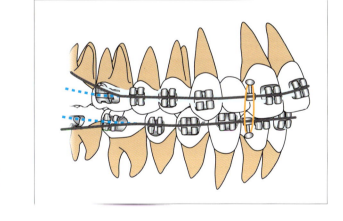

**図19l** サイズの大きい角ワイヤーと，アップアンドダウンエラスティックや三角ゴムなどを使用してもらい，上下顎の咬合の緊密化を行う．顎間ゴムの使用時間は1日20時間を目標に使用してもらう．

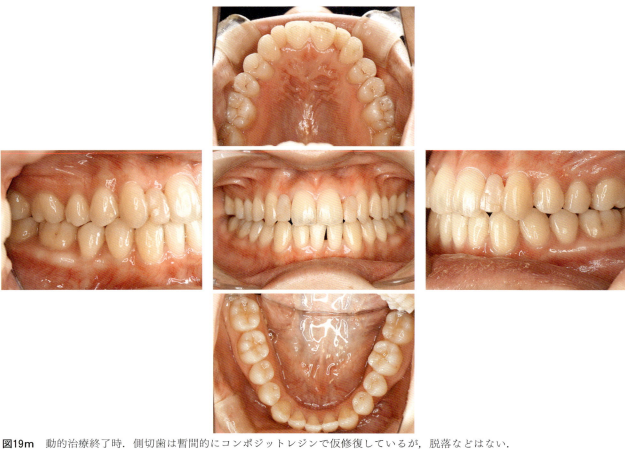

**図19m** 動的治療終了時．側切歯は暫間的にコンポジットレジンで仮修復しているが，脱落などはない．

---

### HINT ココがヒント！

先天性欠如の症例では上下のバランスをどう取るかがポイントとなる．そのためには事前に入念な診査や，セットアップモデルでよく検討し，抜歯が必要な場合の抜歯部位などをよく検討したのちに，移動の方法を決定することが重要である．

5. 本格矯正治療にチャレンジしよう

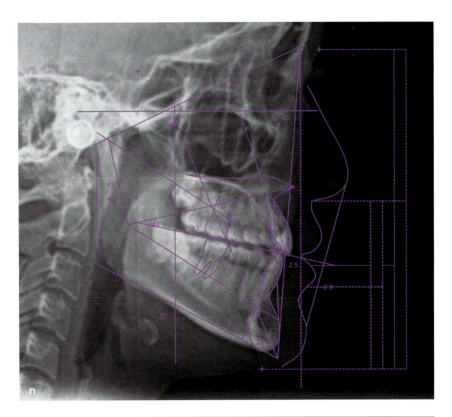

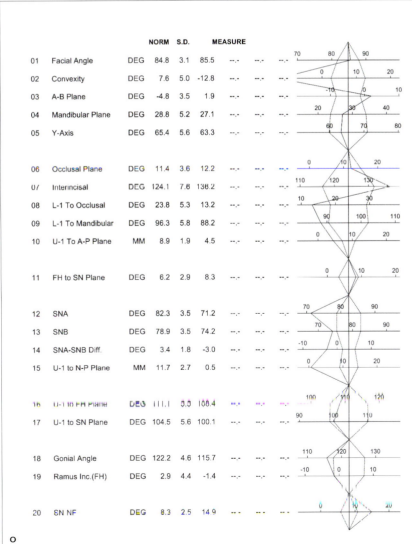

| | | | NORM | S.D. | MEASURE | | | |
|---|---|---|---|---|---|---|---|---|
| 01 | Facial Angle | DEG | 84.8 | 3.1 | 85.5 | --.- | --.- | --.- |
| 02 | Convexity | DEG | 7.6 | 5.0 | -12.8 | --.- | --.- | --.- |
| 03 | A-B Plane | DEG | -4.8 | 3.5 | 1.9 | --.- | --.- | --.- |
| 04 | Mandibular Plane | DEG | 28.8 | 5.2 | 27.1 | --.- | --.- | --.- |
| 05 | Y-Axis | DEG | 65.4 | 5.6 | 63.3 | --.- | --.- | --.- |
| 06 | Occlusal Plane | DEG | 11.4 | 3.6 | 12.2 | --.- | --.- | --.- |
| 07 | Interincisal | DEG | 124.1 | 7.8 | 138.2 | --.- | --.- | --.- |
| 08 | L-1 To Occlusal | DEG | 23.8 | 5.3 | 13.2 | --.- | --.- | --.- |
| 09 | L-1 To Mandibular | DEG | 96.3 | 5.8 | 88.2 | --.- | --.- | --.- |
| 10 | U-1 To A-P Plane | MM | 8.9 | 1.9 | 4.5 | --.- | --.- | --.- |
| 11 | FH to SN Plane | DEG | 6.2 | 2.9 | 8.3 | --.- | --.- | --.- |
| 12 | SNA | DEG | 82.3 | 3.5 | 71.2 | --.- | --.- | --.- |
| 13 | SNB | DEG | 78.9 | 3.5 | 74.2 | --.- | --.- | --.- |
| 14 | SNA-SNB Diff. | DEG | 3.4 | 1.8 | -3.0 | --.- | --.- | --.- |
| 15 | U-1 to N-P Plane | MM | 11.7 | 2.7 | 0.5 | --.- | --.- | --.- |
| 16 | U-1 to FH Plane | DEG | 111.1 | 5.5 | 100.4 | --.- | --.- | --.- |
| 17 | U-1 to SN Plane | DEG | 104.5 | 5.6 | 100.1 | --.- | --.- | --.- |
| 18 | Gonial Angle | DEG | 122.2 | 4.6 | 115.7 | --.- | --.- | --.- |
| 19 | Ramus Inc.(FH) | DEG | 2.9 | 4.4 | -1.4 | --.- | --.- | --.- |
| 20 | SN NF | DEG | 8.3 | 2.5 | 14.9 | --.- | --.- | --.- |

図19n, o 治療終了時のセファロ分析. Interincisal angle, U-1 to NP は減少し, 側貌のプロファイルも治療前と比較して良好となった.

# Summary

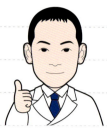

- 現在ではストレートワイヤーテクニックの普及によって本格矯正治療も簡便になってきたが，コンベンショナルな矯正治療の理論も理解しておくとさまざまな場面に対応できる．

- ファーストオーダーベンド，セカンドオーダーベンド，サードオーダーベンドの役割をよく理解する．

- まずは比較的容易なディスクレパンシーの少ない，非抜歯症例から治療してみる．

- レベリングはじっくりと行うほうが，後の治療に有利．

- 治療中は，辺縁隆線やコンタクトポイントの位置をよく観察しながら適宜，ブラケットポジションやワイヤーの修正や調整を行う．

- 歯軸がパラレルに配列されているか，治療中にエックス線撮影などを行ってチェックを行う．

# 参考文献（CHAPTER 1 〜 5 ）

1. A.R.TenCate(著)，川崎堅三，明坂年隆，小野瀬英雄，後藤仁敏，武田正子，戸田善久，名和橙黄雄，三好作一郎，矢嶋俊彦，山本茂久，脇坂　稔，豊島邦昭，飯島忠彦(訳). Ten Cate　口腔組織学 第 4 版. 東京：医歯薬出版，1996

2. Jan Lindhe, Thorkild Karring, Niklaus P. Lang(編著)，岡本　浩(監訳). Lindhe　臨床歯周病学とインプラント 第 4 版 [臨床編]. 東京：クインテッセンス出版，2005.

3. Peter E.Dawson(著)，小出　馨(監訳). Dawson Functional Occlusion ファンクショナル・オクルージョン. 東京：医歯薬出版，2010.

4. R.G."Wick"Alexander(著)，浅井保彦(監訳)，黒田康介(監訳)，加藤博重(訳)，小山勲男(訳)，堀内敦彦(訳)，正木史洋(訳). アレキサンダーディシプリン 20の原則. 東京：クインテッセンス出版，2012.

5. 青島　攻. 矯正の Step by Step GP のための12の扉. 東京：デンタルダイヤモンド，1997.

6. 大村祐進. 特集 若き歯科医師へのメッセージ 2. 全顎にわたる症例から基本治療の重要性を考える. 日本歯科評論 2012；72( 2 )：79 - 90.

7. 上田秀朗. インプラント治療における補綴設計のデシジョンメーキング. 東京：クインテッセンス出版. 別冊 Quintessence Dental Implantology インプラントの潮流を考える オッセオインテグレイション・スタディ・クラブ・オブ・ジャパン 2nd ミーティング抄録集. 2004：62 - 71.

8. 上田秀朗. 実践　咬合再構成を極める 歯列不正，歯周疾患，多数歯欠損を読み解く. 東京：クインテッセンス出版，2018.

9. 上田秀朗，甲斐康晴(監著)，北九州歯学研究会若若手会(著). 30症例で学ぶ　エックス線診断を100％臨床で活用するには—う蝕，根尖病変，歯周病の読み方と治療方針—. 東京：クインテッセンス出版，2009.

10. 上田秀朗，小松智成(編著)，甲斐康晴，木村英生，倉富　覚，酒井和正，重田幸司郎，田中憲一，中島稔博，中野宏俊，中野稔也，樋口琢善，樋口克彦，桃園貴功(著). Reliable Dentistry Step 1 歯内療法・初期齲蝕・歯周治療・臼歯部の補綴治療. 東京：医歯薬出版，2010.

11. 上田秀朗，木村英生(編著)，Reliable Dentistry Step 2 限局矯正・審美修復・インプラント・総義歯. 東京：医歯薬出版，2011.

12. 上田秀朗・酒井和正(編著)，Reliable Dentistry Step 3 咬合再構成・問題点の把握・総合診断・治療計画. 東京：医歯薬出版，2012.

13. 葛西一貴，後藤滋巳，亀田　晃，相場邦道，川本達雄，丹羽金一郎(編). 歯科矯正学 第 4 版. 東京：医歯薬出版，2001.

14. 亀田　晃(監修・編集). 新版 歯科矯正学事典. 東京：クインテッセンス出版，2018.

15. 河原英雄，松岡金次，河原昌二，須呂剛士，河原太郎. 箸の文化に適応した，前歯で噛み切れる 保険総義歯のススメ. 東京：クインテッセンス出版，2013.

16. 倉富　覚. ゼロから見直す根尖病変 基本手技・難症例へのアプローチ編. 東京：医歯薬出版，2017.

17. 倉富　覚. ゼロから見直す根尖病変 診断・治療コンセプト編. 東京：医歯薬出版，2016.

18. 黒田晋吾(著)，田中栄二(監修). 基本からわかる！ 歯科矯正用アンカースクリュー エビデンスに基づく安全・確実な使用法. 東京：クインテッセンス出版，2014.

19. 桑原洋助，柴崎好伸，出口敏雄(編). 一から学ぶ矯正歯科臨床. 東京：医歯薬出版，1998.

20. 榊　恭範. 長期症例に学ぶ——その治療は果たして適正であったか？：フルマウス18年症例で生じたトラブルとそのリカバリー そろそろ本音で臨床のリアリティを語ろう. the Quintessence 2009；28( 8 )：118 - 130.

21. 下川公一. エンド・ペリオの臨床的に診断力を探る. the Quintessence 1998；17( 7 )：82 - 98.

22. 下地　勲. CUSTOMIZED CLASSIFICATION：古くて新しい臨床の分類：歯根膜の治癒力を考慮した抜歯基準抜歯の診断基準を変えよう. the Quintessence 2010；29(11)：81 - 93.

23. 下野正基・前田健康・溝口　到(編). 歯の移動の臨床バイオメカニクス 骨と歯根膜のダイナミズム. 東京：医歯薬出版，2006.

24. 白石和仁(著)，佐竹田　久(イラスト). イラストレイテッド 歯周外科 アドバンステクニック 再生療法とインプラントに挑む. 東京：クインテッセンス出版，2009.

25. 月星光博，月星千恵. M(Minimal) T(Tooth) M(Movement) 一般臨床医のための MTM. 東京：クインテッセンス出版，2003.

26. 筒井昌秀(著)，佐竹田　久(作画). イラストで見る筒井昌秀の臨床テクニック. 東京：クインテッセンス出版，2004.

27. 筒井昌秀，筒井照子. 包括歯科臨床. 東京：クインテッセンス出版，2003.

28. 筒井照子，筒井祐介. 包括歯科臨床 II 顎口腔機能の診断と回復. 東京：クインテッセンス出版，2015.

29. 筒井照子，西林　滋，小川晴也(編著). 態癖—力のコントロール. 東京：クインテッセンス出版，2010.

30. 東京歯科大学歯科矯正学教室(編)，山口秀晴(監修). 知っててほしい—歯科矯正治療の基本. 東京：わかば出版，2007.

31. 中島榮一郎. 必ず上達　ワイヤーベンディング. 東京：クインテッセンス出版，2009.

32. 中島榮一郎，槇　宏太郎. 大づかみ矯正歯科臨床シリーズ 知りたい・聞きたい矯正歯科 Q&A. 東京：クインテッセンス出版，2012.

33. 日本矯正歯科学会(編). 歯科矯正学専門用語集. 東京：医歯薬出版，2008.

34. 長谷川　信. 必ず上達　GUMMETAL 矯正歯科治療. 東京：クインテッセンス出版，2015.

35. 長谷川　信. GUMMETAL ワイヤーによる歯の一括移動 その概念と臨床. 東京：東京臨床出版，2004.

36. 樋口琢善(著)，佐竹田　久(イラスト). イラストレイテッド　歯周外科ベーシックテクニック. もっと上達したい人のためのポイント解説. 東京：クインテッセンス出版，2018.

37. 増田長次郎，筒井昌秀，筒井照子. 包括的な歯科臨床における機能的咬合面形態の実際 - 咀嚼運動を求めて -. QDT 2004；29( 1 )：31-45.

38. 松本歯科大学大学院硬組織研究グループ. Hard Tissue 硬組織研究ハンドブック. 長野：松本歯科大学出版会，2005.

39. 宮下邦彦. カラーアトラス X線解剖学とセファロ分析法. 東京：クインテッセンス出版，2009.

40. 本吉　満(著)，清水典佳(監修). テンポラリーアンカレッジデバイス(TAD)による矯正歯科治療　埋入手技と治療のメカニクス. 東京：クインテッセンス出版，2006.

41. 百瀬　保. MTMチェアーサイドマニュアル：ワイヤーベンディングから臨床応用まで. 東京：日本歯科評論，1995.

42. 与五沢文夫. Edgewise System Vol. 1 プラクシスアート. 東京：クインテッセンス出版，2001.

43. 王　佳敏，坂上竜資，加藤ひろし. 歯周病罹患歯に矯正力を加えた場合の歯周組織変化. 日歯保存誌 2000；43( 6 )：1228 - 1238.

44. Andrews LF. The six keys to normal occlusion. Am J Orthod 1972；62( 3 )：296 - 309.

45. Andrews LF. Straight wire-the concept and appliance. San Diego：L.A. Wells, 1989.

46. Angle EH. Treatment of malocclusion of the teeth. Angle's system. 7th ed. Philadelphia：S.S. White dental manufacturing Co. 1907：7 - 27.

47. Artun J, Urbye KS. The effect of orthodontic treatment on periodontal bone support in patients with advanced loss of marginal periodontium. Am J Orthod Dentofacial Orthop 1988；93( 2 )：143 - 148.

48. Carranza, FA. Glickman's clinical periodontology. 5th ed. London：W.B. Sanders, 1979.

49. Graber TM. Orthodontics Current Principles and Techniques. St. Louis：Mosby, 1985.

50. Ingber JS. Forced eruption. I. A method of treating isolated one and two wall infrabony osseous defects-rationale and case report. J Periodontol 1974 ; 45( 4 ) : 199 - 206.

51. Jarabak JR, Fizzle JA. Technique and treatment with light-wire edgewise appliance (Vol.1). 2nd ed. St Louis : Mosby, 1972.

52. Johnson AI. Basic principles in orthodontia. Dent Cosmos 1923 ; 65 : 379 - 389.

53. Lindhe J. Textbook of clinical periodontology. Copenhagen : Munksgaard, 1989 : 563 - 589.

54. Proffit WR, and Fields HW. Contemporary orthodontics. St Louis : Mosby. 1986 : 508 - 511.

55. Renfroe EW. Edgewise. Philadelphia : Lea & Febiger, 1975.

56. Ricketts RM. Cephalometric Synthesis. Am J Orthodox 1960 ; 46 : 647 - 673.

57. Ricketts RM. Planning treatment on the basis of the facial pattern and an estimate of its growth. Angle Orthod 1957 ; 27( 1 ) : 14 - 37.

58. Salzmann JA. Orthodontics in daily practice. Philadelphia ; JB Lippincott, 1974.

59. Sheridan JJ. Air-rotor stripping. J Clin Orthod 1985 ; 19( 1 ) : 43 - 59.

60. Tweed CH. Clinical Orthodontics I, II. Mosby : St. Louis, 1966.

61. Tweed CH. The Frankfort-Mandibular Incisor Angle (FMIA) In Orthodontic Diagnosis, Treatment Planning and Prognosis. The Angle Orthodontist 1954 ; 24( 3 ) : 121 - 169.

# おわりに

　筆者の大学卒業当時は現在のような研修医制度はなく，卒直後の道は，大学に在籍するか，一般開業医のもとに勤務するかを選択しなければならなかった．筆者はすぐに歯科治療に従事したいと考え，矯正専門医である，山地正樹先生の医院に勤務する機会をいただいたのだが，矯正専門の歯科医院ではなく，一般歯科治療と矯正治療を並行して行うというスタイルであり，院長先生が，矯正治療のみならず，歯周治療や全顎的な治療に力を入れておられたことや，ご自身も積極的に勉強会に参加されたりしていたことに，新卒の筆者は衝撃を受けたものである．そして，卒直後から，根管治療や歯周治療などの日常臨床と同時に，実践的な矯正歯科治療を直接教えていただいたことは，筆者の歯科医師人生のスタートラインとして非常に貴重な体験であり，臨床家になって24年経った現在でも筆者にとっての臨床の礎となっている．

　また，卒後２年目より大学の先輩でもある白石和仁先生のご紹介で，上田秀朗先生主宰である上田塾に入会させていただき，その後，北九州歯学研究会，筒井塾をはじめとするさまざまなスタディーグループに参加させていただいて，現在も共に勉強させていただいたり，さまざまな方々との出会いの機会を頂戴していることが，筆者の人生の大きな転機であり，貴重な糧となっている．

　その経験の中で教えていただいたことは，保険治療，自費治療を問わず，根管治療，歯周治療，補綴治療などの基本的な治療を，可能な限り手を抜かずに行うこと，そして治療経過を追いながら，自身の治療結果を客観的に評価し，次につなげていくことである．これは，われわれの歯科臨床のどの分野においても普遍的なことではないだろうか

　本書を手にしてくださった先生方は，これから日常臨床に矯正治療を積極的に導入したい，より良い治療を患者に提供したいという，歯科治療に対する情熱をお持ちであると信じている．

　矯正歯科治療は，一般歯科医の中ではハードルの高い治療であると考えられがちだが，日々行っている基本的な治療と同様に，知識の学習と訓練，経験を積み，結果を客観的に評価することで，特殊な症例を除いて，決してハードルの高い治療ではないのではないかと考えている．

　本書では，幼年期から高齢者までの内容のすべて網羅できなかったこと，情報量不足などが否めないことを最後にお詫び申し上げたい．しかし，よりよい治療を提供したいという，歯科臨床に熱い思いを抱いていらっしゃる先生方にとって，本書の内容が，少しでも日常臨床の一助となれば，筆者のこの上ない喜びである．

謝辞

　執筆を終えるにあたり，筆者の矯正歯科臨床の礎をご教授くださいました山地正樹先生に深く感謝を申し上げます．筆者のような人間に執筆の機会を与えてくださった上田秀朗先生をはじめ，厳しくも温かいご指導を頂戴したり，共に勉強してくださる北九州歯学研究会の先生方，筒井塾をはじめ，いつも筆者に温かいご指導を頂戴しております，すべての先生方に心より御礼を申し上げます．そして，執筆にあたり多大なるお力添えをいただきました，クインテッセンス出版株式会社代表取締役，北峯康充様をはじめ，編集にかかわってくださったクインテッセンス出版編集部の方々，いつも筆者のわがままを聞いてくれる当院のすべてのスタッフに深く感謝を申し上げます．

2019年1月

中島稔博

# 索引

## ＜和文索引＞

### あ

| | |
|---|---|
| アーチコーディネーション | 158 |
| アーチターレット | 48 |
| アーチレングスディスクレパンシー | 29, 120 |
| アーチワイヤー | 36, 123 |
| アイデアルアーチ | 124 |
| アイデアルアーチフォーム | 17 |
| アクティブオメガループ | 72 |
| アップアンドダウンエラスティック | 134 |
| アンカレッジプレパレーション | 154 |
| アンギュレーション | 36, 38 |
| Angle I 級 | 31 |
| Angle III 級 | 33 |
| Angle II 級 | 32 |

### い

| | |
|---|---|
| I 級関係の構築 | 147 |
| インセット | 17, 36 |

### え

| | |
|---|---|
| SN（SN plane）平面 | 22 |
| SI ロック | 156 |
| エッジワイズブラケット | 36 |
| FH（FH plane）平面 | 22 |
| エラスティックスレッド | 53, 54 |
| L ループ | 68, 147 |

### お

| | |
|---|---|
| オープンコイルスプリング | 55 |
| オフセット | 17, 36 |
| オフセットベンド | 18 |
| オメガループ | 71 |

### か

| | |
|---|---|
| 下顎下縁平面 | 22 |
| 下顎下縁平面角 | 24 |
| 下顎体中心部の点（Xi） | 28 |
| 下顔面高（Lower facial height） | 28 |

### き

| | |
|---|---|
| 顎間ゴム | 51, 55, 134 |
| 基準値（Mean） | 25 |
| キムのプライヤー | 47 |

### く

| | |
|---|---|
| クーンタイプ | 74 |
| クラウンラビアルトルク | 39 |
| クラウンリンガルトルク | 39, 131 |
| クリンパブルフック | 49 |
| クロスエラスティック | 37, 134, 147 |
| クワドヘリクス | 146 |

### け

| | |
|---|---|
| ケイナインカーブ | 128 |

### こ

| | |
|---|---|
| コイルスプリング | 56, 75 |
| 咬合平面 | 22 |
| 交叉ゴム | 134, 147 |
| コバヤシタイノック | 51 |
| ゴムメタルワイヤー | 42 |

### さ

| | |
|---|---|
| サーカムファレンシャルタイプのリテーナー | 151 |
| サージカルフック | 49 |
| サージカルフックプライヤー | 49 |
| サードオーダーベンド | 123 |
| 三角ゴム | 134 |
| 3 × 3 フィクスドリテーナー | 151 |

### し

| | |
|---|---|
| 四角ゴム | 134 |
| シザースバイト | 37, 147 |
| 歯槽基底長径 | 16 |
| 歯槽基底幅径 | 16 |
| シンチバック | 91 |

## す

| | |
|---|---|
| スクエアーワイヤー | 42 |
| スタイナータイプ | 74 |
| スタンダードエッジワイズツインブラケット | 37 |
| スタンダードエッジワイズブラケット | 36 |
| スタンダードエッジワイズ法 | 60 |
| ステンレススチール | 42 |
| ストップループ | 78 |
| スピーの湾曲 | 129, 146 |
| スポットウェルダー | 146 |
| スリーインサイザーズ | 166 |
| スロット | 36 |

## せ

| | |
|---|---|
| セイフティーディスタルエンドカッター | 53 |
| セカンドオーダーベンド | 123, 129 |
| セクショナルアーチ | 43 |
| セットアップモデル | 31 |
| セファログラムコレクション | 29, 30 |
| セファロ分析 | 20 |
| セルフライゲーションブラケット | 37 |
| 前鼻棘（ANS） | 28 |

## た

| | |
|---|---|
| タイイングプライヤー | 51, 76 |
| タイバック | 71, 72, 78 |
| タイポドント咬合器 | 31 |
| ダイレクトボンディング法 | 40 |

## つ

| | |
|---|---|
| ツイードアーチベンディングプライヤー | 48 |
| ツイードの三角 | 30 |
| ツイステッドワイヤー | 43 |
| ツイストタイ | 51 |
| ツイストメイト | 51 |

## て

| | |
|---|---|
| ティップバックベンド | 81, 129 |
| ディボンディング | 122 |
| テンションゲージ | 56 |

## と

| | |
|---|---|
| トウイン | 17, 125 |
| トータルディスクレパンシー | 29 |
| ドリコフェイシャルタイプ | 32 |
| ドリコフェイシャルパターン | 81 |
| トルク | 32, 36, 38 |
| トルクコントロール | 138 |

## に

| | |
|---|---|
| II級ゴム | 147 |
| ニッケルチタンワイヤー（NiTi ワイヤー） | 42 |

## は

| | |
|---|---|
| バーティカルループ | 66 |
| ハイアングルケース | 32 |
| バッカルチューブ | 37, 53, 71 |
| バッカルルートトルク | 131 |
| パワーチェーン | 53, 54 |
| バンドシーター | 146 |
| バンドプッシャー | 146 |

## ひ

| | |
|---|---|
| 標準偏差（S.D.） | 25 |
| ピンアンドリガチャーカッター | 53 |

## ふ

| | |
|---|---|
| ファーストオーダーベンド | 123, 125 |
| ブーンのポジショニングゲージ | 40 |
| フォースドエラプションテクニック | 107 |
| ブラケット | 36 |
| ブラケットアンギュレーション | 19, 60 |
| ブラケットハイト | 19, 60 |
| ブラケットポジション | 10, 60 |
| プリアーチドフォームワイヤー | 45 |
| プリアジャステッドブラケット | 36, 37 |
| フレアーアウト | 78 |
| ブラキオフェイシャルタイプ | 32 |

## へ

| | |
|---|---|
| ベイヨネットベンド | 18 |
| ヘッドプレートコレクション | 30 |

## ほ

ホウのプライヤー ........................ 49
ボーンハウジング ........................ 33
ポリゴン表 ................................ 25
ホリゾンタルループ ...................... 68
ホローチョップ ........................... 47
ボンディングブラケットプライヤー .......... 41

## ま

マルチループエッジワイズアーチワイヤー ......... 68

## み

ミッドラインエラスティック ................ 134

## ら

ライトワイヤープライヤー ................... 46
ラウンドワイヤー .......................... 42
ラビアルクラウントルク ................... 131

## り

リガチャーインストゥルメント ............... 51
リガチャーガン ........................... 52
リガチャータイイングプライヤー ............ 52
リガチャーワイヤー .................... 37, 51
リバースカーブオブスピー ................ 123
リンガルボタン ...................... 37, 112
リンガル用ブラケット ..................... 37
リンガルルートトルク .................... 131

## れ

レクトアンギュラーワイヤー ................ 42
レベリング .......................... 33, 84

## わ

ワイヤーベンディング ..................... 65

# ＜欧文索引＞

## A ~ Z

A（A点）.................................. 22
ANB................................... 23, 32
Available arch length.................... 29
B（B点）.................................. 22
coordination........................... 128
DBS（Direct bonding system）.......... 148
Downs.................................. 20
E-line............................... 22, 32
Figure eight tie ......................... 94
FMA ............................... 24, 32
FMIA .................................. 24
──（ツイードの三角の一つ）.............. 28
Interincisal angle（I I）.................. 23
L-1 to MP（IMPA）...................... 23
Me .................................... 22
N（ナジオン）............................ 22
OP（Occlusal plane）................... 27
Or（オルビターレ）....................... 22
orthopedic（骨格的）................... 155
Pathologic tooth migration：PTM....... 85
Pm.................................... 28
Po（ポリオン）........................... 22
Pog................................... 22
Required arch length ................... 29
Ricketts（リケッツ）..................... 20
S（セラ）............................... 22
SNA................................... 23
SNB................................... 23
TAD（Temporary anchorage device）..... 95
Tweed（ツイード）....................... 20
U-1 SN ............................... 23

■著者略歴■

## 中島 稔博(なかしま・としひろ)

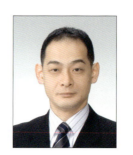

1995年3月　福岡歯科大学卒業
1995年4月　福岡県ヤマヂ歯科クリニック勤務
1999年4月　福岡県さかきデンタルクリニック勤務
2002年1月　北九州市にてなかしま歯科クリニック開院
2016年4月　福岡歯科大学総合歯科学講座臨床准教授就任

日本顎咬合学会指導医
日本歯周病学会会員
日本臨床歯周病学会認定医
Osseointegration Study Club of Japan 正会員
日本包括歯科臨床学会会員
日本審美歯科協会会員
北九州歯学研究会会員
上田塾会員
歯科臨床追究会 白石組会員
スタディーグループ筒井塾会員

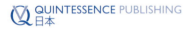

　　かなら じょうたつ きょうせいりんしょう
必ず上達 矯正臨床
日常臨床のための全顎矯正入門

2019年3月10日　第1版第1刷発行
2021年8月10日　第1版第2刷発行

著　者　　中島稔博
　　　　　なかしまとしひろ

発行人　　北峯康充

発行所　　クインテッセンス出版株式会社
　　　　　東京都文京区本郷3丁目2番6号　〒113-0033
　　　　　クイントハウスビル　電話(03)5842-2270(代表)
　　　　　　　　　　　　　　　　(03)5842-2272(営業部)
　　　　　　　　　　　　　　　　(03)5842-2279(編集部)
　　　　　web page address　https://www.quint-j.co.jp

印刷・製本　サン美術印刷株式会社

©2019　クインテッセンス出版株式会社　　　禁無断転載・複写
Printed in Japan　　　　　　　　　　　　落丁本・乱丁本はお取り替えします
ISBN978-4-7812-0666-0　C3047　　　　　定価はカバーに表示してあります